尽善尽美　🄜　🄢　弗求弗　🄓

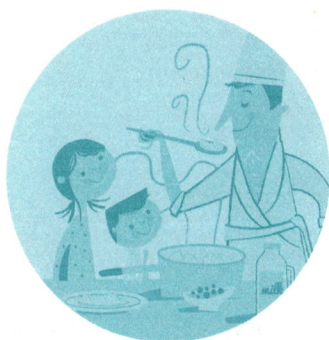

爸爸妈妈我要长高高

儿童身高增长全攻略

原春青◎著

电子工业出版社.

Publishing House of Electronics Industry

北京·BEIJING

图书在版编目（CIP）数据

爸爸妈妈我要长高高：儿童身高增长全攻略 / 原春

青著 . -- 北京：电子工业出版社，2025. 7. -- ISBN

978-7-121-50578-2

Ⅰ . R339.31-49

中国国家版本馆 CIP 数据核字第 20259MP785 号

责任编辑：黄益聪

印　　刷：三河市兴达印务有限公司

装　　订：三河市兴达印务有限公司

出版发行：电子工业出版社

　　　　　北京市海淀区万寿路 173 信箱　邮编：100036

开　　本：720×1000　1/16　印张：15.75　字数：223 千字

版　　次：2025 年 7 月第 1 版

印　　次：2025 年 7 月第 1 次印刷

定　　价：59.00 元

凡所购买电子工业出版社图书有缺损问题，请向购买书店调换。若书店售缺，请
与本社发行部联系，联系及邮购电话：（010）88254888，88258888。

质量投诉请发邮件至 zlts@phei.com.cn，盗版侵权举报请发邮件至 dbqq@phei.
com.cn。

本书咨询联系方式：（010）68161512，meidipub@phei.com.cn。

作者序

作为长期在儿童生长发育领域工作的医生，诊室里踮脚测量时的期待、生长迟缓的焦灼、错失干预机会的遗憾，这些真实场景的种种情绪让我深刻意识到，科学的身高管理不只是医学问题，更是每个家庭的"成长必修课"。

身高的意义早已超越单纯的生理指标，它承载着父母对孩子未来的殷切期许，更关乎孩子的自信与发展。临床中，许多家长常陷入"遗传决定论""盲目补钙"等误区，殊不知营养搭配、睡眠质量、运动方式乃至情绪状态，都在悄然勾勒着孩子的生长轨迹。令人振奋的是，无数案例证明，科学管理不仅能突破遗传限制，更能为孩子培养受益终生的健康习惯。

本书并非晦涩的医学教材，而是专为家长打造的实用指南。从常见误区的科学辟谣，到骨龄、生长激素等专业概念的通俗解读，从饮食运动计划的落地建议，到《0～18岁儿童青少年身高、体重百分位数值表》和《中国2～18岁男/女童身高、体重百分位曲线图》的使用方法、性早熟的应对策略，我试图用通俗的语言拆解复杂的医学原理，将专业知识转化为可立刻上手的实用方法。无论是孕期营养规划，还是青春期发育指导，书中都藏着答案，陪伴家长从容应对每个成长关键期，抚平身高管理路上的焦虑与困惑。

　　孩子的身高成长没有重来的机会，但我们永远可以从此刻开始行动。愿这本书能帮助每个孩子突破遗传限制，以挺拔的身高拥抱理想，更以自信的姿态迎接未来的无限可能。若能让一个家庭少走弯路，让一个孩子重拾长高的希望，便是我最欣慰的事。

原春青

2025 年 5 月 26 日于北京

目 录

第九章

别让肥胖成为孩子长高的"拦路虎"

第十章

春夏秋冬四个季节长高要点

第十一章 ↗

营养素的补充

第十二章 ↗

解答孩子长高路上的疑问：
家长最关心的问题

第一章

遗憾的错过：

不要让疏忽和错误认知耽误孩子长高

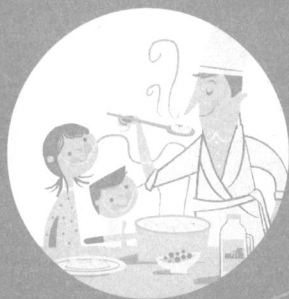

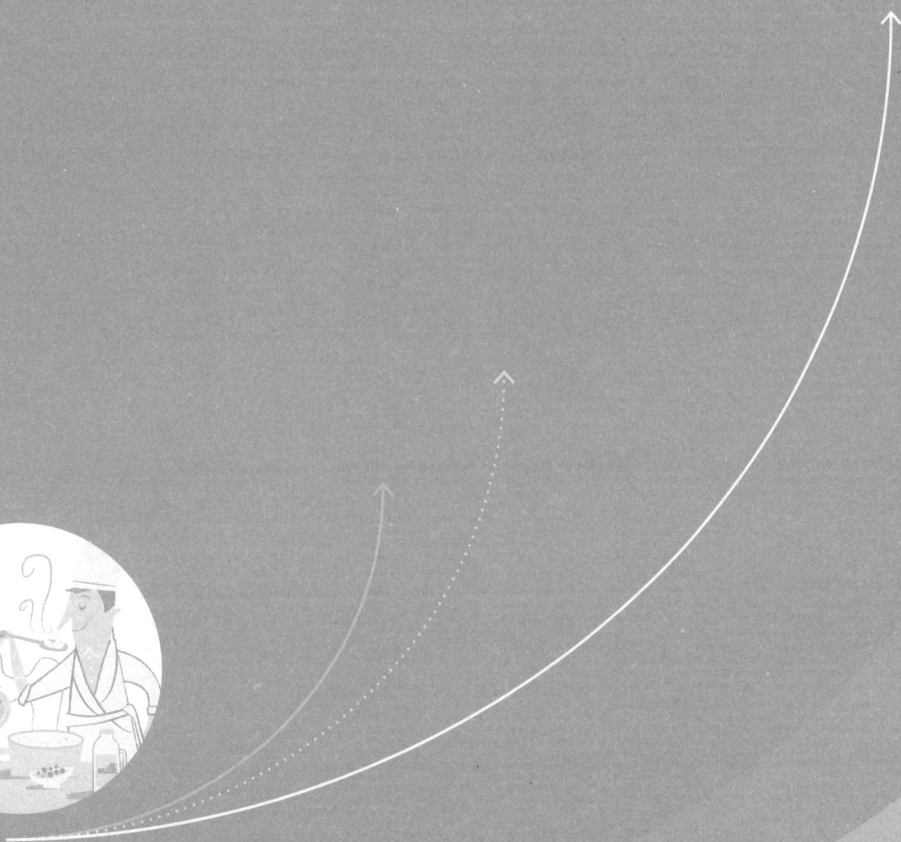

每个孩子在成长中，都会承载家长各种各样的期盼，其中就有一项是关于孩子的最终身高的。然而，许多家长并没有意识到对孩子身高进行科学管理的重要性，认为长高是自然的事情，不需要特别关注和干预。因此，很多孩子在自然生长中到了9、10岁甚至更大的年龄，家长才发现自己的孩子比同龄人矮很多，或未达到自己心中的期望，然后才急急忙忙四处寻医。

这种情况常令医生感到非常可惜，因为他们已经浪费了许多宝贵时间。实际上，孩子的身高增长是一个连续和不可逆的过程，早期干预和科学管理对发挥孩子身高潜能至关重要。

在这一章中，我将通过几个真实的案例，探讨家长们在面对孩子身高问题时所经历的困惑、误解和错过机会的遗憾。希望通过这些案例，引起更多家长的重视，让大家意识到在孩子成长过程中，尽早关注和科学管理身高的重要性。每一个孩子都有其独特的成长轨迹，只有通过正确的引导和及时的干预，才能帮助他们达到最佳的身高。

让我们一起走进这些家庭的故事，反思他们的经历，从中汲取教训，避免在孩子的成长过程中重蹈覆辙。

案例一：怀揣希望而来却伤心而去的母子俩

一个冬季的周末，天气寒冷，上午我在身高门诊接诊。一位妈妈带着儿子拉着行李箱来到诊室，一进门妈妈就说："我们从哈尔滨赶来，刚下火车，之前一直想来没有时间，孩子一考完试我们就赶紧来了。"

这位妈妈的主诉是孩子这一年没怎么长。我一边让助手给孩子量身高，一边询问孩子的年龄和父母的身高。这个男孩目前 15 岁零 6 个月，身高 168 厘米，爸爸 180 厘米，妈妈 160 厘米，遗传身高是 176.5 厘米。我给孩子检查了外阴部，发现睾丸和阴茎都发育得接近成人了。

我对孩子妈妈说："看样子可能没有干预的机会了，先照个骨龄片看看吧！其他检查先不做，等骨龄片出来再说。"

妈妈似乎觉得这么大老远来只照个片子有点不甘心。我说："咱们照完骨龄片看看，如果骨骺线（骨骺生长板）没有闭合，还有干预的机会，那咱们再做其他检查。"

不一会儿，骨龄片出来了。果然不出所料，骨骺线完全闭合了。我很无奈地给家长和孩子做了解释。尽管我充分考虑了他们的内心感受，说话尽量婉转，但说出的结果却是让他们万分沮丧的。我看见妈妈眼中的泪花。妈妈说，她很自责，因为很早就关注我了，几年前就想来就诊，但她那几年工作太忙，没法抽身，后来孩子要准备中考，一下子几年过去了，很后悔。

没能帮助到孩子，我也很难过。我想母子俩在来的火车上一定是抱着很大希望的，而我却如此无奈地让他们的希望破灭了，但不这样我又能如何？这些年我们没少做科普，让家长从开始就要关注孩子的身高。可见，科普永远在路上。

好在孩子的身高 168 厘米，还不是太差，当然比起遗传身高并不理想。母子俩离开诊室时我补充道："脊柱骨骺线闭合得晚，可能会再长一点点。"妈妈问："能长到 171 厘米吗？"我无力地摇摇头。

妈妈自言自语道："很早就关注了，可是一直没有行动。"

类似的家长有很多，他们常常因为各种原因而错过了最佳干预时机。我们作为医生，除了给出专业的建议和治疗方案，更希望家长们能够早日重视孩子的身高问题，不要因为忙碌或者其他因素而耽误了孩子的成长机会。希望每一个孩子都能在最佳的时间得到最好的帮助，长到他们应该达到的身高。

> **本案例教训：不要因为忙碌耽误了孩子的身高。**
>
> 在这个真实的案例中，我们看到了一对母子因为工作忙、学业忙而错过了最佳干预时机，导致孩子的身高未达到预期。希望每位家长都能避免类似的遗憾，关注孩子的身高，不要等到孩子身高明显矮于同龄人或不怎么长了才引起重视。

案例二：又被家长问"这怎么可能？"

电话的那一端是我老家的一位亲戚，她问我什么时候出诊，想带女儿来看身高。我随口问了一句："孩子多大？男孩女孩？"电话那端回答："女孩，13岁。"我又问："来月经了吗？"回答是"来了两三年了"。我问为什么现在才想起来看身高。她回答："这不孩子考完试了才有时间嘛！"

女孩 13 岁、来月经两三年了才想起来看身高，我估摸着情况不乐观，就让她先在当地照个骨龄片发给我看看。结果发来的骨龄片显示，骨骺线已经完全闭合了。我告诉她："没有希望了，不会再长了。"电话那一端惊讶地说：

"这怎么可能？她才 13 岁怎么可能就不长了？！"

巧的是，同一天又有两位家长咨询我：孩子多大年龄停止长高？这个问题问得好，想必很多家长都有同样的疑问。

我先给出答案，再解释原因。用中华 05 法 [1] 评价骨龄的话，女孩的骨龄（不是年龄）14 岁、男孩的骨龄（不是年龄）16 岁时，骨骺线就接近闭合，身高就基本定型了，再长高的空间微乎其微。

人体的长高是骨骼延长的过程。骨骼延长的根本原因是骨骺生长板软骨细胞的不断增殖和骨化。但骨骺生长板软骨细胞的增殖并不是一直持续的。一般来说，女孩的骨龄在 14 岁、男孩的骨龄在 16 岁时，骨骺生长板软骨细胞就会基本停止增殖，骺软骨几乎完全被骨组织取代，身高的增长基本停止。

需要解释的是，骨龄和实际年龄不一定完全相等。举个例子，如果您家女孩年龄只有 12 岁，但骨龄比年龄提前 2 岁，也就是说她的骨龄已经是 14 岁了，那么 12 岁的她可能就不怎么长个子了。如果您家的女孩年龄 15 岁，但骨龄比年龄小 2 岁，也就是说她的骨龄才 13 岁，那么 15 岁的她还会继续长个子。男孩的情况类似，只是男孩的骨骺线闭合比女孩平均晚 2 年。

每年寒暑假，许多孩子会来看身高门诊，因为考试结束了，有时间了。其中大部分是定期监测的小朋友来复诊，还有一小部分青春期晚期的孩子，想看看自己还能长多高，为今后选专业做个计划。不乐观的是，总有不少青春期晚期的孩子被我告知，没有多少长高空间了，因为骨骺线快闭合了。他们会露出诧异的表情，接着我被问："这怎么可能？"然后是孩子和家长各种各样的请求："帮帮我们吧！""哪怕是再长两三厘米都行！""花多少钱我们都不在乎！"……这些情景年年上演。

---

① 中华 05 法即适用于我国少年儿童的骨龄评估方法，第三章会详细介绍。

所以，如果在孩子小时候您发现他身高比同龄人矮，就应该及时找专业医生就诊，判断孩子个子矮的原因，及时进行科学干预，才能让孩子获得满意的最终身高。而不是到了孩子十三四岁，甚至十五六岁才想起来去就诊，这样就可能错过了最佳干预治疗期，让我们医生也束手无策。这就是所谓的"千金难买两厘米"，要抱憾终生了。

> **本案例教训：身高是否还能继续增长，关键在于骨龄而不是实际年龄。**
>
> 骨骼的生长有其特定的时间窗口，一旦错过就无法挽回。因此，在孩子生长发育过程中，家长要关注孩子的骨龄，避免错过重要的干预时机。骨骺线一旦闭合，孩子的身高就停止生长了，不会因为年龄小而继续长高。

案例三："要是早认识您就好了！"

2024 年的元月中下旬，到身高门诊问诊的孩子明显多了起来，我估摸着是期末考试结束了，寒假马上要来临了。

1 月 27 日，周六，我在出身高门诊。一位穿着得体、妆容精致的妈妈带着女儿走进诊室，一进门就说："要是早认识您就好了！"

这话让我有些莫名其妙，但我猜她是想表达："要是早看到您的科普文章就好了。"

她女儿今年 9 岁，这两年身高长得非常快，已经 142 厘米了，长得又高又壮，在班上遥遥领先。妈妈心里窃喜："我们夫妻俩都不怎么高，孩子却如此争气，在身高方面实现了小愿望。"

一天，妈妈无意中在网上看到我的一篇身高科普文章：《孩子在不该蹿个子的年龄出现了身高突增，要警惕早发育和骨龄提前的风险》。她赶紧带孩子去医院测了骨龄，被告知骨龄 12 岁，比实际年龄提前了 3 年，预计最终身高为 151 厘米左右。妈妈惊讶之余抱着"不相信"的心态，又去了一家三甲医院求证，结果得到相同的结论。她带着无限不甘，拿着骨龄片又来到我的诊室，这才出现了开头的那一幕。

9 岁的女孩却有 12 岁的骨龄，从骨龄片上看，初潮即将来临，孩子的最终身高会受明显影响。我认真给孩子做了体格检查，并开了一些必要的化验检查。等结果出来后，我详细地向妈妈解释了孩子的情况。

我告诉她："虽然孩子现在的身高看起来很不错，但实际上这是骨龄提前导致的。如果不采取干预措施，孩子的最终身高可能会低于预期。"我建议她们考虑药物治疗，并进行生活方式干预，首先控制严重超标的体重。通过调整生活习惯、饮食和运动，加上药物治疗，尽量延后骨骺线的闭合，从而争取更多的生长空间。

妈妈听后，眼中充满了懊悔。她说道："要是早知道就好了，我们就能早点来就诊，早点采取措施，不至于让孩子骨龄大这么多。"

我安慰她："现在采取措施还不算太晚，我们还有机会争取更多的生长时间。"我为她们制订了一份详细的治疗计划，除了药物干预，还有饮食处方和运动处方，并嘱咐她们定期复诊。

妈妈带着女儿离开诊室时，脸上的表情已经从最初的紧张和不安，变得稍微轻松了一些。她对我说："谢谢您，医生。我们会按照您的建议去做，希望还能有一些改善。"

类似的情况在我的门诊中并不少见。许多家长因为种种原因，没有及时关注孩子的生长发育，等到问题显现出来时，着急得不行。这也是为什么我一直在强调早期监测和干预的重要性。希望通过我们持续不断的科普，能够让更多的家长意识到这一点，帮助孩子们实现他们的最佳身高。

本案例教训：在不该蹿个子的年龄出现了快速增长，家长要重视。

孩子的生长发育是有规律的，在儿童期每年应长高 5~7 厘米，低于 5 厘米自然不好，但高于 8 厘米也是异常，可能预示着骨龄提前或早发育。家长应对孩子的身高发育曲线偏离保持警惕，及时就医，不要错过最佳干预期。

案例四：又是一个"被晚长"的孩子

一个平常的周末，我在身高门诊出诊。一位妈妈带着她的女儿一进诊室，就热情地跟我打招呼，好像我们是多年的朋友似的。

我一时认不出来她，也不好意思直接问，只好含糊地说："对不起，您是哪个朋友介绍来的，我一时还真想不起来了。"

对方笑道："咱们在朋友圈里见过，我曾经向您感叹过，说您写的那个案例简直就是我们母女俩的翻版。"

我写过的案例不少，也不知道她指的是哪一个。

我只好又问："您今天需要我解决什么问题？"

她说："您案例中提到的家长一直以为孩子是晚长，结果幼儿园最矮、小学最矮、初中最矮，最终成人了还是最矮。这不，我们女儿今年 12 岁半了，身高才 145 厘米，在班上倒数第二名。上周她来初潮了，您能看看她还能长多高？"

女孩 12 岁半，已经经历初潮，是青春期的晚期了。通常来说，这个年龄的女孩，初潮后大约还能长 4 ～ 8 厘米，平均约 5 厘米。我给她拍了骨龄片，从骨龄片上看，她还能再长 5 ～ 6 厘米，预计最终身高在 150 ～ 151 厘米之间。

孩子的妈妈感叹道："这么看来，女儿都长不到我的身高。小时候邻居们都说，孩子可能是晚长，我也一直以为孩子是晚长，所以一直没有在意。"

这又是一个被"晚长"误导的孩子。

家长们对孩子的正常发育规律确实了解不够。虽然这些年我们医护人员做了不少科普，但仍然远远不够。

我继续给这位妈妈科普："很多家长都有孩子会'晚长'的想法，认为孩子小时候比同龄孩子矮是正常的，到后期会自然长高，更期待着'二十三蹿一蹿'。但实际上，在生活水平极大改善的今天，晚长的孩子并不多，反而是早长的孩子越来越多。当然，如果父母有晚长史，孩子晚长也是有可能的。但是是否是晚长要由专业医生来判断。如果没有依据，固执地认为孩子是晚长，错过了最佳的干预时期，孩子最终的身高可能会低于预期。"

妈妈听后显得有些后悔，她说："要是早知道这些就好了，我就不会这么大意了。"

我安慰她："现在还不算太晚，孩子刚来初潮，我们仍然可以通过药物干预、调整生活习惯和饮食以及适当的锻炼，尽量争取更多的生长空间。"

于是，我为她们制订了一份详细的计划，包括药物干预、饮食处方、运动处方和睡眠处方，并建议定期来复诊，监测孩子的生长情况。我真心地希望这个女孩能比我预期的再多长一些。

这位妈妈的情况并不少见。同行吐槽说："医生科普一万遍，不如隔壁老王一句话。"邻居们看见孩子矮，通常挂在嘴边的话是，孩子可能是晚长，不要着急！有时候家长宁愿相信邻居也不肯相信医生。

通过这个案例，我希望更多的家长能够意识到，对孩子身高的关注不应仅仅局限在青春期，而是从小就要开始，及时进行科学评估和干预，这样才能确保孩子在最佳时间内获得最好的身高增长机会，以免错过最佳干预时间。

本案例教训：家长不要自行判断孩子是"晚长"。

是不是晚长应该由专业医生来评估。如果发现孩子的身高明显低于同龄人，应尽早就医。盲目等待可能会错过最佳干预时机，导致孩子最终身高低于预期。

案例五：站在诊室门后抹眼泪的女孩

就诊已经结束。孩子妈妈靠在诊床上懊悔不已，女儿站在诊室门后抹眼泪。我不知道该如何安慰她们母女俩。

孩子妈妈一直在重复："前几年在三甲医院就诊，当时医生曾经说没事的！"

事情缘由是这样的：

妈妈带孩子来就诊，主诉是女孩以前长得很快，也很高，但近一年长得有点慢。问诊过程中，得知女孩 12 岁，已经来月经 2 年，也就是说女孩 10 岁时就来了月经，虽稍微偏早了一点，但也属于正常范围。

我先在诊室为女孩测量身高，是 155 厘米，之后我给孩子照了个骨龄片，发现骨龄 14 岁，比实际年龄大 2 岁。这么看来，妈妈感觉这一年长得慢，其实也符合规律，因为女孩骨龄 14 岁，身高就基本定型，不会有太大长高空间了。

但是女孩和她的妈妈都完全不能接受这个事实。她们认为孩子小时候比同龄人高出不少，现在才 155 厘米，她的同伴们都在飞速成长，她怎么就可能不长了呢？而且这个身高居然比妈妈还矮 5 厘米，她们万万不能接受！

我解释说，孩子是早发育，小时候比同龄孩子长得快、长得高，那是她消耗骨龄换来的身高，也就是说她的骨龄比同龄孩子大。所以月经也来得稍微早一点，但还没有到性早熟的程度。

然后女孩妈妈说："孩子 7 岁时我们曾经去 ××× 医院就诊过，当时医生说孩子没啥问题，不需要治疗。"

她说的那个医院，是一家著名的三甲医院，常理告诉我，那么正规的知名医院，不可能会只对她说"孩子没啥问题，不需要治疗"这两句话。

我就问她："当时医生有没有说，暂时不需要治疗，让您定期带孩子复查？"

家长点点头。

我猜得没错，这是我们做医生的诊疗常规做法之一。

我说："孩子 7 岁时去就诊，现在 12 岁了，5 年过去了，您才来就诊，这定期复查的间隔也太长了吧！"

妈妈一脸懊悔。

类似的情况还真不少见，不管是矮小的，还是早发育的，我都碰到过不少。好多都是多年前因生长发育偏离就诊过一次，然后就不管不问了，不知不觉中几年过去了，等到发现问题突出了，才着急忙慌地来问诊，结果发现错过干预机会了，留下的只是懊悔。

在我们身高门诊，经常碰到有些家长说，去 XXX 医院就诊了，医生没做什么治疗，只是说让观察一段时间再复诊，家长觉得医生啥也没做，好像还有点不满情绪。其实，在医学上，观察、定期复诊也是一种治疗。但观察是要定期复诊的，不能放任不管。对孩子生长发育而言，观察就是要定期检测孩子的身高、体重、骨龄、性发育和其他发育指标变化，要定期找医生做综合发育评估。在观察的过程中如果发现问题，医生会在恰当的时候，及时地介入干预和治疗。但是，有些家长就诊一次后就对孩子的身高不管不问了，更谈不上去复诊，到了青春期后期，突然发现孩子好像不长个子了，才想起来去就诊，这个时候孩子的骨骺线往往接近闭合或已经闭合，医生也无能为力了。

即便是让观察，医生也会对孩子的饮食、运动、睡眠、心情等生活方式给予干预建议。生活方式干预也是一种治疗，但有些家长认为只有用药才是治疗，医生费尽口舌叮嘱生活方式干预，他们却不去执行，这其实也是一个误区。实际上，就儿童身高管理而言，真正需要用生长激素治疗的病例是极少数的，大部分并不需要。

对于那些不需要药物治疗的儿童，在医生的指导下，改善生活方式，定期监测身高、体重、骨龄、性发育等，才是最经济、最健康的改善身高的方法。

> **本案例教训：重视定期复查，及时调整干预策略。**
>
> 不要忽视医生的建议，遵医嘱定期复查很重要，药物治疗是一种方式，观察和生活方式干预也是一种治疗方式。定期复查的真正意义，是根据需要，及时调整治疗策略，避免错过最佳干预时期。

案例六：令人自豪的身高

孩子的姑姑是我的好朋友，她打电话问我周几出门诊，想带侄女来看看。我想大概了解一下孩子的情况，就在电话里和孩子姑姑简单聊了几句。

姑姑轻描淡写地说："孩子的身高我们很自豪，只是乳房有点发育了。"

"孩子几岁？"我问。

"7 岁多吧，反正不到 8 岁。"

"发现乳房发育多久了？"

"好像有半年了吧，家长开始没有注意，后来发现硬结变大了。"

这么算来，孩子的乳房发育应该是在 7 岁半之前，符合性早熟的诊断。

但她姑姑却说得那么轻松，觉得孩子身高没有问题，只是乳房有点发育了。当然，隔行如隔山，对非学医的姑姑来说，孩子个子那么高，应该不用担心身高，只要看看乳房发育要不要紧就行了。姑姑并不知道，性早熟的危害之一，就是最终身高受影响。也就是说，现在孩子身高很理想，但是成年后的最终高可能不理想，因为性早熟会导致骨骺线提前闭合，当别的孩子都在长高时，性早熟的孩子可能不再长，即所谓的"小时候高人一等，长大后矮人一截"。

我让姑姑带孩子过来面诊一下，做一些必要的检查。

虽然还没有见到孩子，但我判断这个孩子大概率要按性早熟对待了。

以前也经常有类似的孩子，家长带来就诊，通常说的是，娃的身高我们一点不担心，就担心乳房发育是不是太早了。

在这里我给大家简单科普一下性早熟的概念。

在 2022 年之前，性早熟的定义是女童在 8 岁前出现乳房发育或在 10 岁前出现月经初潮，男童在 9 岁前出现睾丸增大。然而，随着孩子发育年龄的整体提前，2022 年 4 月起，新版的性早熟诊断标准改为女童在 7 岁半之前出现乳房发育或 10 岁前出现月经初潮，男童在 9 岁之前出现睾丸增大。

至于这些性早熟或者早发育的孩子要不要治疗，需要做必要的化验和检查，结合临床表现、骨龄情况、青春期发育状态、目前身高、身高增长速度、骨龄进展速度以及父母身高等因素，做一个全面的评估后才能决定。

如果经过检查发现孩子确实是性早熟，并且有导致最终身高受影响的风险，那么及时的干预和治疗是必要的。治疗的方法包括药物治疗和生活方式的调整。药物治疗可以抑制性发育的进程，延缓骨骺线闭合，从而争取更多的生长时间。生活方式的调整则包括保证营养均衡、适量运动和充足睡眠等。

家长们在觉察到孩子过早出现性发育征象时（比如乳房发育），不要只看眼前的身高，而要到医院让专业医生做全面的评估。因为孩子可能现在看起来不矮，但如果不进行干预，未来的身高可能会低于预期。因此，早发现早干预是关键。

最后，我希望通过这个案例，引起家长们对性早熟的重视。即使孩子目前身高很理想，但如果出现了早发育的迹象，还是应该尽早就诊，进行专业评估和必要的治疗，确保孩子能够健康、正常地成长。

> **本案例教训：孩子乳房提前发育，可能是性早熟的表现。**
>
> 性早熟不仅影响孩子的当前身高，更会影响成年后的最终身高。家长应对孩子的发育异常保持警惕，及时就医进行科学评估和干预。

案例七：男孩 165 厘米咋啦？

2018 年 11 月 10 日，一个普通的门诊日。中午临近下班，一位爸爸带着16 岁的儿子匆匆赶来。孩子爸爸说他们从外地赶来，因为路途远耽误了时间，对此表示抱歉。这天因为是周末，放射科工作人员少，我担心中午放射科医生轮班去吃午饭，让他们等候过久，便迅速让助手测量孩子的身高，结果是 164厘米，之后，我立刻开出了骨龄检查的申请单。等了不到半小时，骨龄片出来了，骨骺线基本完全闭合了，骨龄接近 16 岁，和孩子的年龄相当。

我如实告诉孩子和家长："大约还有 1 厘米长高空间，最终身高 165 厘米的样子，没有治疗价值了。"

孩子瞪大眼睛，急切地说："我想长到 178 厘米，网上不是说可以用生长激素吗？我要试试！"

孩子家长看着我不说话。

我耐心解释："生长激素并非适用于所有情况，你目前的状况并不适合使用生长激素。"

孩子情绪激动，提高声音质问："那如果我早几年来，是不是就可以使用了？"并用愤怒的眼光盯着他父亲。

我感觉孩子有点冲动，也显然对医学不了解。

我尽量平和地回答："即使你早些年来，能使用生长激素，也不能保证你能长到 178 厘米。更重要的是，你现在不符合使用生长激素的条件。"

孩子似乎对我的回答不满，或许觉得我因为害怕承担责任而拒绝治疗，他坚持说："就让我试试吧，有什么问题我自己承担！"

我无奈地摇摇头。

短暂的沉默，气氛有些僵持。孩子也并没有离开诊室的意思，似乎还想继续争取我的同意。然而，那是违背医学规范的事，我帮不了他。

我对站在诊室里的男孩说："你的身高已经是 165 厘米了，有的男孩还没达到这个高度。骨骺线闭合后就无法再长高了，咱们不能违背科学的原则。"

男孩情绪爆发，大声吼道："我就是无法接受这个事实！"

我也有些激动，一扫平时的温和，提高嗓门说："165 厘米咋啦？ 165 厘米照样可以当科学家、当医生、当教授……而且一样可以干得很出色！"

孩子突然冒出一句："我长不过他们，他们都欺负我！"

这时，我终于明白了孩子的情绪。他不是不懂道理，他也听明白了我的话，知道骨骺线闭合了就不能再长了。他之所以对身高有如此强烈的执念，可能是因为小时候身材矮小而受到同伴的欺负，在他幼小的心灵里留下了阴影。

那一刻，诊室里所有在场的人心里都很不是滋味……

对孩子的关爱应该是全方位的，不仅仅要在身体方面关爱，还要在心理方面关爱。有形的关爱可以体现在营养、运动、医疗等方面，无形的关爱则是提供友爱、包容、接纳和情感上的支持及鼓励。

关爱孩子需要多方参与，老师、家长、医护人员都要共同努力。我们要让孩子们明白，身高只是一个方面，更重要的是他们的内在品质和才能。

孩子是我们的未来，是国家的栋梁，对他们的关爱，需要全社会的参与。社会需要认同并接纳个体差异，学校需要教育孩子们理解和尊重个体差异，家庭则需要给予更多的情感支持与鼓励。大家共同构建一个更加包容的友好环境，在这个多元和快速变化的时代，让每个孩子都能找到成长和自我实现的空间，不论身高高矮，都能绽放他们独有的光芒。这不仅是对他们的尊重，也是对人类多样性的珍视。

每个个体都值得被尊重和理解。每一个孩子都应该得到全面的关注和爱护，不仅仅是为了他们的身体健康，更是为了他们的心理健康和全面发展。

> **本案例教训：关爱孩子，不能仅关爱孩子的身体。**
>
> 家长需要明白，关爱孩子需要全方位，不仅要关爱孩子的身体，还要提供心理上的支持。要帮助孩子理解身高只是众多特质中的一个，更关键的是他们的内在品质和能力。让孩子明白，身高并非衡量一个人价值的唯一标准。

第二章

长高的常见误区

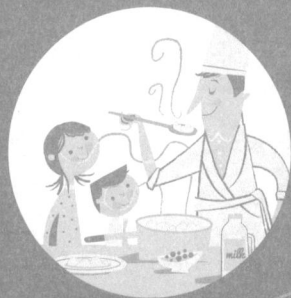

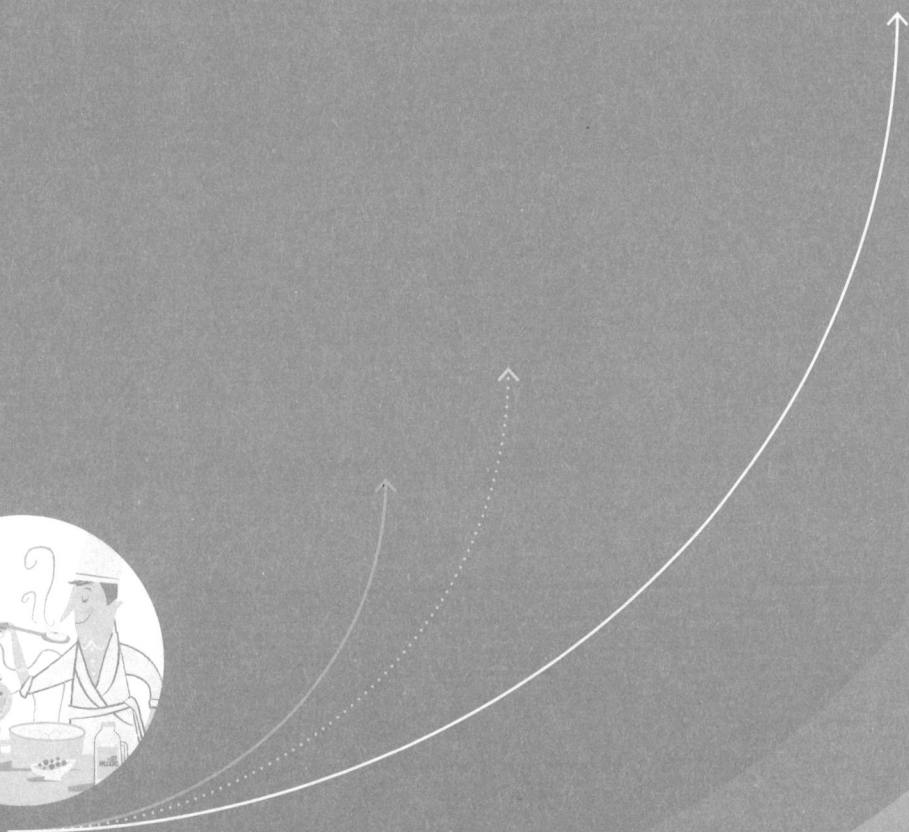

在孩子的成长过程中，许多家长对身高增长存在一些误区。这些误区可能会影响孩子的健康成长和身高发育。了解并纠正这些误区对于帮助孩子达到最佳身高至关重要。本章将探讨一些长高的常见误区，帮助家长们科学地指导孩子的成长。

误区一：父母矮，孩子一定高不了；父母高，孩子一定矮不了

> **诊室案例**：小明的父母身高都不高，父亲 165 厘米，母亲 155 厘米。小明遗传身高为 166.5 厘米，父母对儿子小明的身高一直很在意，从小明 5 岁开始在我们门诊做身高管理。我们根据小明的具体情况，给他设计了个性化的身高管理方案，并定期复诊随时调整方案。几年来小明的身高在同龄人中一直处于中等水平，通过 10 年的坚持，14 岁的小明目前身高已经 166 厘米了，通过骨龄评估，我们预计小明 18 岁时最终身高能达到 172 厘米。

在我的身高门诊中，经常会遇到家长提出类似的问题："医生，我们两口子都不高，孩子能长高吗？"或者说："我和我爱人都不矮啊，为什么我孩子这么矮？"其实，这些疑问都源于一个常见的误区，认为父母的身高完全决定了孩子的最终身高。

许多家长误以为：如果父母个子矮，孩子就一定不会长得高；相反，如果

父母个子高，孩子就一定不会矮。 其实并不完全是这样的。虽然遗传因素确实在孩子的长高中起重要作用，但并不是唯一的决定因素。遗传因素所起的作用大约占 70%，而环境因素则占 30%。营养、运动和睡眠这些后天因素对孩子的身高同样起着至关重要的作用。因此，即使父母个子不高，通过科学的管理和干预，孩子也完全有可能突破遗传限制，达到更高的身高。反过来说，即使有良好的遗传基础，但是如果孩子因为疾病、营养不良、睡眠不足、运动缺乏或情绪压抑等原因影响生长发育，也可能无法实现预期的理想身高。

认识遗传身高（靶身高）

您可能听说过"遗传身高"这个术语，那么它具体是什么意思呢？遗传身高，也称作遗传目标身高或遗传预测身高，是基于父母的身高来估算的孩子未来成年后可能达到的身高。这是一个以遗传学为基础的身高预测数据。

早在 1970 年，科学家 Tanner 就通过大量研究和统计，总结出了能计算孩子遗传身高的公式，并以此预测最终身高。目前被临床广泛应用的具体公式为：

- 男孩遗传身高（厘米）＝（父亲身高＋母亲身高＋13）/2
- 女孩遗传身高（厘米）＝（父亲身高＋母亲身高 -13）/2

这里的 13 厘米是基于统计平均值得出的，考虑到了通常男性比女性高的生理差异。

我们通过一个具体的例子来计算一个男孩和一个女孩的遗传身高。

如果父亲身高 180 厘米，母亲身高 165 厘米：

- 男孩的遗传身高＝（180 厘米＋165 厘米＋13 厘米）/2=179 厘米
- 女孩的遗传身高＝（180 厘米＋165 厘米 − 13 厘米）/2=166 厘米

所以，根据这个例子，预测的男孩遗传身高为 179 厘米，女孩遗传身高为 166 厘米。

需要强调的是，遗传身高并不是一个固定值，而是有上下 6.5 厘米的浮动范围。孩子身高在这一范围的上限或下限，取决于后天的生活方式、营养摄入、运动习惯、整体健康状况等多方面因素。因此，遗传身高应被看作一个参考值，而非绝对值。

也就是说，尽管遗传身高提供了一个基于父母身高的预测值，但实际上，遗传潜力的发挥情况与后天的诸多因素密切相关。

遗传身高的应用

遗传身高为医生和家长提供了一个参考值，用以评估孩子的生长发育是否在合理的范围内。通过对比孩子当前的身高水平和遗传身高水平，我们可以初步了解环境因素对孩子生长的影响。

● 如果孩子当前的身高水平高于遗传身高水平，说明孩子的生活方式不错，长高潜力得到了充分发挥，继续保持目前的生活方式即可，不必要做过多的干预。

● 如果孩子当前的身高水平低于遗传身高水平，则需要家长和医生共同寻找可能阻碍孩子生长的因素，看看是什么妨碍了孩子发挥身高潜能，如营养不良、睡眠不足、疾病等。

● 如果孩子目前的身高水平与遗传身高水平相当，那说明孩子的身高潜能发挥得一般。目前的生活方式对孩子的生长既没有起到促进作用，也没有起阻碍作用。还可以通过优化生活方式，进一步释放身高潜能。

遗传虽然对孩子的身高有重要影响，但它并不是唯一的决定因素。父母提供的遗传基础是不可改变的，但环境因素是可控的。通过科学的营养、良好的睡眠、适当的运动以及积极的心理调节，您完全可以帮助孩子最大限度发挥其身高潜能。

特别提醒：虽然遗传因素对孩子的身高起重要作用，但它并不是唯一的决定因素。通过科学的营养、运动、睡眠和心理管理，孩子仍然有机会突破遗传的限制，达到理想的身高。家长应摒弃"父母矮，孩子一定高不了；父母高，孩子一定矮不了"的片面认识，积极采取科学的方法，帮助孩子最大限度发挥其身高潜能。

误区二：孩子小时候个子矮是晚长，不必在意

诊室案例：小辉今年10岁，父母发现他比同龄人矮了不少，心里非常担忧。他们带小辉到医院检查，我们测量他的身高为129厘米，排在第3百分位（比3%的同龄人高），并且骨龄和实际年龄相当。经过一系列检查和评估后，排除了晚长，诊断为矮小症（矮身材），进行相关药物治疗后，身高开始追赶，逐渐赶上了同龄人的平均水平，目前仍在干预治疗中。

一些家长在发现孩子比同龄人矮时，常安慰自己："孩子现在不长可能是'晚长'。"尤其是当检查没有发现明显问题时，身边就会出现不少类似"肯定是晚长""青春期就会蹿个子"等安慰。但这可能是个误区。

尤其一些长辈，会更加固执地认为孩子个子矮只是暂时的，长大后会自然"蹿高"。实际上，个子矮并不都是晚长，有的可能是生长激素分泌不足、营养不良或存在其他健康问题。早期干预和管理可以帮助孩子实现更好的生长发育。忽视孩子的生长问题可能错过最佳的干预时机，影响孩子的最终身高。

晚长与矮小的区别

晚长是一种描述儿童发育节奏的说法，在医学上又称体质性发育延迟，指的是有些孩子在生长发育上相对迟缓，通常在青春期后期出现"爆发式增长"，最终身高在正常范围内。虽然晚长的孩子通常在青春期的后期迎来快速生长，

但这并不意味着可以忽视他们的早期身高管理。

矮小则是指儿童的身高明显低于同龄人标准，并且生长速度缓慢。矮小的孩子通常在任何年龄段的身高都低于正常标准，且生长速度显著缓慢。家长可以参照身高图表，低于第 3 百分位，就需要及时就医。

临床判断与干预

判断孩子是否是晚长，需要通过专业医生的评估。医生会结合父母身高、父母青春期时间、孩子的骨龄和生长曲线以及健康状况等因素综合判断。一般来说，如果父母有晚长史，比如父亲在高中时才蹿个子，母亲十四五岁才来月经，那么孩子晚长的可能性也是有的。然而，随着现代生活水平的提高，早长（早发育）的孩子反而更多。因此，孩子个子矮是不是因为晚长，还是要由专业医生来判断，家长不要盲目断定。

对于排除了晚长，诊断为矮小的孩子，要进行早期干预。早期干预包括保证科学的饮食、规律的运动和充足的睡眠，这些因素都能帮助孩子在黄金生长期内达到最佳身高。

特别提醒：孩子小时候个子矮，家长不要盲目认为是晚长，应及时去就诊，以免耽误了孩子。虽然个别孩子确实存在晚长的现象，但是不是晚长要由医生来判断。

误区三：男孩变声、女孩来月经才开始蹿个子

诊室案例：男生小强 13 岁时，身高仍然明显低于同龄人。家长认为变声后才是长高的开始，现在孩子还没有变声，因此没有特别关注他的身高，孩子想吃啥就吃啥，作业多睡觉很晚，家长也不督促他运动。中考结束后，才想起了给他测个骨龄，结果小强的骨龄已经达到 16 岁，生长高峰期过去了，再想通过干预来长身高变得非常困难。

有一些家长认为，孩子现在矮是因为还没到青春期，还没有发育，误认为男孩变声或女孩来月经后才会开始蹿个子。实际上，男孩变声、女孩来月经是孩子进入青春期晚期的标志，这个时候孩子的身高增长将进入"停长倒计时"。

青春期的生长发育特点

青春期是孩子生长发育的重要阶段，通常分为早、中、晚三个时期。在青春期早期，孩子的身高增长加速，到了青春期中期，身高增长速度达到高峰，最后在青春期晚期，身高增长速度逐渐减慢直至停止长高。

家长常常误认为男孩变声或女孩来月经才是长高的开始，实际上，生长高峰期通常出现在这些标志之前。对于男孩，生长高峰一般在变声前 1 ～ 2 年；对于女孩，生长高峰则在月经初潮前 1 ～ 2 年。因此，家长若等待这些标志出现后才重视孩子的身高管理，往往已经错过了最佳的干预时机。

早期干预的重要性

身高管理是一个长期的过程，年龄越小就越可以赢得更多长高的机会。为了让孩子身高增长不留遗憾，从出生就可以开始进行身高管理。管理包括婴幼儿的科学喂养，儿童的饮食、运动、睡眠、情绪管理等，并非都要用药物

干预。

　　了解青春期的生长规律，有助于家长在适当的时间进行干预。早期干预包括营养、运动、睡眠等多方面的科学管理，以确保孩子在生长高峰期能够充分发挥其长高潜力。

> **特别提醒：** 青春期是孩子身高增长的最后一个阶段，男孩变声或女孩来月经后蹿个子期就基本结束了。家长应了解青春期的生长规律，只有在正确的时间采取正确的措施，才能确保孩子在成长过程中达到理想的身高。

误区四：多吃饭、吃补品就能长高

> **诊室案例：** 小宇今年9岁，身高比同龄人高出很多。我询问孩子是谁带的，妈妈说是姥姥姥爷带的。问有没有给孩子吃过补品，回答说以前孩子个头不高，姥姥姥爷觉得孩子每天起那么早去上学，担心学校的饭孩子不爱吃，影响长身体，就经常给孩子加餐、时不时吃点补品。这一年孩子身高确实长了不少，但骨龄检查显示他的骨龄比年龄大近2岁。我告诉家长，给孩子吃补品，短期内小宇的身高确实有所增加，但这同时骨龄也增加了，意味着小宇的身高增长是通过过快消耗骨龄换来的，未来身高增长空间和时间变少了。家长这才意识到，盲目加餐、食用补品不仅没有帮助，还可能影响小宇的最终身高。

　　孩子的身高一直是家长关注的焦点。为了能让孩子长高，家长可没少操心。一旦孩子不长个儿或长得慢，家长就会非常着急，有些家长不惜重金购买各种补品。然而，滥用补品可能会适得其反，不仅不能有效促进身高增长，还可能带来一系列健康问题。

　　多吃饭并不等于营养均衡。尽管足够的营养对孩子的生长发育至关重要，但仅仅多吃饭并不能保证营养的均衡。营养均衡意味着孩子需要摄取足够的蛋白质、维生素和矿物质，而不仅仅是增加食量。过量的食物，尤其是高糖、高脂肪食品的摄入，可能导致儿童肥胖，从而对生长发育产生负面影响。

补品并不能使孩子健康成长。 市场上各种各样的补品层出不穷，但它们并不能替代均衡的饮食。许多补品含有高剂量的某些维生素或矿物质，过量摄入反而可能对健康产生负面影响。例如，过量的维生素 A 可能导致中毒，过量的钙可能导致肾结石。科学研究表明，通过自然食物获取营养是最安全和最有效的方式。

短期效果具有迷惑性。 家长们常常被一些补品的短期效果所迷惑。在服用补品后，孩子的身高可能会在短时间内有所增长，这让家长们误以为补品真的有效。然而，这种短期效果往往是暂时的，背后隐藏着更大的健康风险。

骨龄提前有风险。 补品中含有的某些成分可能会导致孩子的骨龄提前。骨龄提前意味着骨骼发育加速，但骨骺生长板也会因此提前闭合。骨骺生长板一旦闭合，骨骼的生长就会停止，孩子的最终身高将受到严重影响。医学专家认为，日常饮食营养搭配合理就可以了，滥用补品可能引起儿童性早熟，使生长期缩短，影响最终身高。性早熟会导致孩子在青春期前期身高增长加速，但随之而来的骨骺线提前闭合，使得孩子在青春期后期的身高增长停滞，最终身高低于预期。

科学的饮食与健康的生活方式很重要。 要帮助孩子健康成长，均衡的饮食、合理的营养搭配、适量的运动和充足的睡眠才是关键。此外，还应注意避免过多的高糖、高脂肪食品摄入，防止肥胖对身高发育造成不良影响。

咨询专业人士意见。 如果担心孩子的身高问题，最好的方法是咨询专业医生或营养师的意见。他们可以根据孩子的具体情况提供科学的建议和指导，而不是盲目依赖补品或增加食物摄入量。医生会根据孩子的具体情况进行评估，提供个性化的饮食和生活方式建议，确保孩子获得所需的营养和健康的生长环境。

> **特别提醒**：多吃补品并不能有效促进孩子长高，反而可能带来一系列健康问题。科学的饮食、适当的运动、充足的睡眠和定期的医学监测才是帮助孩子健康长高的正确途径。家长应关注孩子的全面健康，避免盲目跟风购买补品，通过科学的方法促进孩子的生长发育，激发他们的长高潜力。

误区五：小孩胖嘟嘟才健康

> **诊室案例**：小鹏今年 10 岁，体重已经达到肥胖标准了。小鹏的父母一直认为，小孩子胖点没关系，胖点看上去挺结实，因此，对于他喜欢吃高热量食物的习惯并不在意。直到一次健康筛查，发现小鹏已有脂肪肝，后来骨龄也提前了，父母这才警觉。经过营养师的指导，小鹏开始调整饮食习惯，增加运动量，体重逐渐恢复正常，身体指标也趋于健康。通过这次经历，小鹏的父母认识到，孩子健康并不等于胖嘟嘟。

"多吃点，多吃才能长高个儿 。"奶奶一边追着孙子喂饭，一边说道。

"对，孩子正在长身体，一定要多吃！"邻居也帮腔道。

"把这一大碗吃完，爷爷给你买奶油蛋糕。"

这种现象在许多家庭中很常见，正是这些错误的认知和做法，让家长不知不觉中把孩子养成了一个个小胖墩。许多家长认为孩子胖嘟嘟是健康的表现。殊不知，肥胖会对孩子的骨骼发育和整体健康产生不利影响。肥胖儿童的骨龄可能提前，使得生长时间变短，最终影响身高。因此，维持健康的体重对孩子的身高发育至关重要。

全球和我国的肥胖问题：目前全球约 40% 的成年人超重或肥胖。在我国，超过 50% 的成年人和约 20% 的学龄儿童超重或肥胖。肥胖会导致严重的健康、社会和经济问题。早在 20 世纪 90 年代，世界卫生组织就将肥胖定义为一种疾病。随着各国社会经济发展，人群中超重及肥胖者比例不断上升，相关疾病成为全球性的重大公共卫生问题。

相关数据显示，如果儿童肥胖没有得到有效防控，41% ～ 80% 的儿童肥胖会延续至成年期。儿童肥胖的危害性更是不可轻视。

肥胖与健康问题：肥胖不仅仅是体重过重的问题，它还与多种健康问题相关。肥胖儿童更容易患上糖尿病、高血压、脂肪肝等代谢性疾病。此外，过度肥胖还会增加心血管疾病的风险，对孩子的整体健康构成威胁。

肥胖对身高的影响：许多家长可能不知道，肥胖对孩子的身高也有负面影响。肥胖儿童的骨骼承受额外的负担，容易发育异常。此外，肥胖还可能导致性早熟，进而使骨骺生长板提前闭合，影响孩子的最终身高。

肥胖对心理的影响：肥胖儿童容易出现内向、自卑、焦虑、抑郁等不良情绪，对孩子成长不利。

特别提醒：小孩胖嘟嘟看着挺可爱，却不见得健康，儿童肥胖带来的危害不可轻视。家长应意识到不良生活方式对孩子健康的影响，通过科学的饮食和运动管理，帮助孩子保持健康的体重。只有在健康的体重范围内，孩子才可能在身高和整体健康方面达到最佳状态。家长的榜样作用也至关重要，家长应通过自身的行动，带动孩子养成健康的生活习惯，共同抵御肥胖的危害。

误区六：身高在正常范围内就不用担心

> **诊室案例**：15 岁的男孩来身高门诊就诊，我查看骨龄片后对家长说，最终身高大约 163 厘米。家长很不理解地对我说："每年在学校体检时一直都说他身高正常，也没说矮呀！怎么会最终身高只有 163 厘米呢？"这是"身高在正常范围内就不用担心"的误区造成的。我不得不耐心解释，体检医生说得没错，您家孩子最终身高 163 厘米也是在正常范围内的呀！

了解正常身高

"正常身高"是一个很宽泛的概念。在医学上，常用百分位数来描述孩子的身高发育水平情况。即把在相似生活环境下，同年龄、同性别、同种族的孩子身高从低到高排，排在 3% 的位置就是第 3 百分位（3rd，P3），排在 50% 的位置就是第 50 百分位（50th），排在 90% 的位置就是第 90 百分位（90th）。小于 3rd 属于矮小，3th ~ 24.9th 是偏矮，25th ~ 74.9th 是中等，75th ~ 96.9th 是中上，大于等于 97th 是高大。在临床上，只要身高在 3th ~ 97th 都叫"正常身高"。我们医学上说的"正常身高"可能和家长心目中孩子的理想身高有较大差距。

这有点像孩子考试，60 分是及格，100 分也是及格。P3 就是及格了，所以体检老师说孩子身高是正常的，确实也没什么错，只是家长们希望自己孩子的身高更高些。

家长期望与医学标准的差距：家长们通常希望自己的孩子在身高上出类拔萃，至少要达到中等偏上。可人的身高是正态分布的，正态分布说的是在一组数据中，大多数个体的身高集中在平均值附近，只有少数个体的身高特别高或特别低。但医学上的"正常身高"范围很广，覆盖了从低于平均到高于平均的孩子。正常身高并不意味着孩子达到了家长心目中的理想身高，只是说明孩子的身高在统计学意义上是正常的。

尽早就医的重要性：不管孩子身高是高于同龄儿的平均值还是低于同龄儿的平均值，只要家长对孩子的身高有较高的期许，就要付诸行动，早期对孩子的身高体重进行科学的管理，帮助孩子在生长关键期充分发挥其长高潜力，而不是听体检医生说孩子身高在正常范围内就高枕无忧了。等到孩子身高已经定型了，才幡然醒悟可就来不及了。

特别提醒：身高在正常范围内并不意味着不需要关注。家长应了解正常身高的定义，并意识到个体差异的存在。要通过科学管理和持续关注，帮助孩子发挥最大长高潜力，避免将来因为忽视而遗憾。

误区七：喝骨头汤、补钙就能长高

诊室案例：小丽今年 8 岁，家长发现她比同龄人矮了不少，于是每天给她吃钙片，隔三岔五给她喝骨头汤，希望能长高。半年后，小丽的身高并没有明显变化，还出现了肥胖。就诊后医生嘱咐，骨头汤虽然含钙，但钙的吸收率很低，且其中的脂肪含量较高，长期饮用可能会导致营养失衡。家长开始调整饮食结构，适量补钙，并加强户外运动，半年后小丽的情况有所改善，身高也有了显著增长。

大多数父母都希望自己的孩子长成高个子，尤其是当父母本身不高，孩子又长得矮、长得慢时，家长常常认为，给孩子多喝骨头汤、补钙能让孩子长高。

钙的重要性：钙是儿童生长发育所必需的营养素，同时也是构成骨骼和牙齿的主要矿物成分。儿童对钙的需求量较成人多，生长发育越快，骨骼形成越快，需要的钙量也就越多。若孩子食物中的钙供应不足，可能会影响骨骼和牙齿的正常发育。

喝骨头汤与补钙：骨头汤中虽然含有钙，但其含量并不高，而且人体对其吸收率也不理想。骨头汤脂肪含量较高，经常饮用反而会导致孩子体重增加。相比之下，乳制品、豆制品、绿叶蔬菜等食物中的钙更容易被人体吸收。此外，维生素 D 对于钙的吸收和利用至关重要，缺乏维生素 D 会导致钙吸收不良，从而影响骨骼发育。

钙与身高增长：钙质对于骨骼发育至关重要，但单靠补钙并不能保证孩子长高。骨骼生长靠的是生长激素和从食物中获得的蛋白质、碳水化合物、脂肪、维生素、矿物质等，并不是说仅仅补钙孩子就能长高。比如，缺乏生长激素的孩子，即使有足够的钙，他们的个头也一样长不高，而总能量和蛋白质摄入不足者单纯补钙也是不行的。

盲目补钙的风险：钙是骨骼发育的重要营养素，但这并不意味着补钙越多越好。摄入过量的钙反而可能起反作用。如果盲目补钙，导致体内钙元素过量，不但会刺激胃肠道，引发腹胀、食欲不良，还会干扰铁、锌的吸收，造成锌和铁的缺乏，甚至更严重的后果。

钙质的正确获取

● 均衡饮食。确保孩子摄取足够的蛋白质、维生素和矿物质，以促进钙的吸收和利用。乳制品、豆制品、绿叶蔬菜等食物中的钙容易被人体吸收。

● 晒太阳。维生素 D 对于钙的吸收和利用至关重要，缺乏维生素 D 会导致钙吸收不良，从而影响骨骼发育。阳光中的紫外线可以帮助皮肤合成维生素 D，促进钙的吸收。

● 适量运动。运动可以促进骨骼健康，有助于钙的沉积。

均衡的饮食、充足的营养、适量的运动和良好的睡眠才是促进身高增长的关键。至于孩子要不要额外补钙、补多少，最好听医生的指导。医生会根据孩子的饮食情况，评估孩子的钙摄入量，并结合孩子的生长发育情况和一些检查结果来判断是否需要补钙，以及补钙的具体量。

> **特别提醒**：钙虽然对孩子的生长发育至关重要，但并不是补得越多越好，也不是喝骨头汤、吃钙片就能长高。家长应在专业医生的指导下，根据孩子的具体情况科学补钙，避免盲目补钙带来的风险。通过均衡饮食、适量运动和调整生活方式，帮助孩子在成长过程中实现最佳身高。

误区八：没有生长痛的孩子长不高

诊室案例：小明今年 9 岁，父母发现他最近经常在晚上抱怨腿疼，尤其是在膝盖和小腿部位。他的父母起初认为这是因为小明白天活动量大导致的疲劳，但看到他疼得厉害，晚上都睡不好觉，他们便带他来到了诊室。

在详细询问了小明的情况后，我进行了检查并排除了其他潜在的健康问题。根据小明的描述和症状，我告诉他的父母，小明这是典型的生长痛。生长痛常常发生在 3～12 岁的儿童身上，是一种反复的、间歇性的肢体疼痛症状。尽管生长痛的原因尚不完全明确，但一般认为与骨骼生长和日间活动量大有关。

小明的父母听到这番解释后有些担心，问道："我们听说别的孩子有生长痛都是在快速长高的阶段，那是不是小明也会长更高呢？"我解释道，生长痛只是儿童生长发育过程中一种常见的现象，并不是所有孩子都会经历生长痛，也不是经历了生长痛的孩子就一定会长得更高。身高的增长受多种因素影响，包括遗传、营养、睡眠、运动、情绪和健康状况等。

我告诉小明的父母在小明出现疼痛时，缓解他疼痛不适的一些方法，同时，还建议他们确保小明的饮食均衡，摄取足够的蛋白质、维生素 D 和其他矿物质，进行适量的户外活动和阳光照射，促进钙的吸收和利用。此外，保证充足的睡眠和良好的情绪也有助于小明的健康成长。

几个月后，小明的父母再次带他来复诊，这次他们带来了好消息。通过调整饮食结构、增加户外运动和适量的按摩，小明的生长痛有所缓解，夜间疼痛的频率和强度都明显减少。而且，小明的身高也有了显著的增长，他的父母对这样的结果感到非常满意。

家长求孩子长高心切，听到别家孩子有生长痛，而自己家孩子没有，就很着急，担心自己的孩子长不高。其实，生长痛只是自然的生长现象，与将来身高长得高或矮没有太大关系。遗传、营养、睡眠、运动、情绪和疾病等多种因素才会综合影响身高。所以，没经历过生长痛的孩子未必个子就矮，而出现生长痛的孩子也未必都长得高。

什么是生长痛?

生长痛是儿童生长发育期的一种反复的、间歇性的肢体疼痛症状，主要发生在胫骨、膝盖骨及周围的软组织、肌腱和肌肉部位，常见于 3 ～ 12 岁的儿童。生长痛的原因尚不明确，有的认为是儿童骨骼生长迅速，四肢长骨周围的神经、肌腱、肌肉生长相对较慢，因而产生牵拉痛；也有的认为是白天活动量大，长时间活动引起酸性代谢产物堆积，导致肌肉疲劳酸痛。最近的研究表明，生长痛可能与血清维生素 D 不足有关，维生素 D 缺乏会导致全身性钙、磷代谢紊乱，钙盐不能正常沉积，进而导致骨痛。

生长痛的特征

疼痛部位：生长痛最常见的发生部位在膝盖窝、小腿和大腿的前面，偶尔会在腹股沟区。疼痛一般在关节以外的地方，不会有红肿或发热现象。典型的是双侧疼痛，也有一侧疼痛的情况。此外，生长痛还可能伴随肚子疼、头疼和不同程度的睡眠障碍。

发作时间：生长痛通常在晚上或睡觉休息时发生。孩子即使夜间疼痛剧烈甚至哭闹，但在白天却表现得没有任何问题，可以正常行走、活动，蹦跳自如。

持续时间：生长痛的持续时间不固定，有些儿童偶然发生一两次，但也有少数儿童会反复、持续发作，长达几个月甚至数年才自然缓解。

如何应对生长痛?

当孩子抱怨腿疼或其他部位疼痛时，您可以采取一些简单的方法来缓解孩子的不适。例如，轻柔按摩疼痛部位，使用温热毛巾敷在疼痛处，或让孩子温水泡脚。这些方法可以帮助缓解肌肉紧张和疼痛。适量的运动和活动也有助于减少生长痛的发生。

如果孩子经常出现生长痛，或者疼痛非常剧烈，影响了正常生活，建议您带孩子去看医生。医生可以通过详细检查和评估，排除其他潜在的健康问题，确保孩子的生长发育正常。同时，医生也能给出更多专业的建议，帮助孩子应对和缓解生长痛。

没有生长痛的孩子是否长不高?

生长痛并不是所有孩子都会经历的现象，它并不是身高增长的必要条件。有些孩子在生长过程中会出现生长痛，但没有生长痛并不意味着孩子不会长高。事实上，许多孩子从未经历生长痛，但他们的身高却很理想，超过了遗传身高。

特别提醒: 生长痛并不是身高增长的必要条件。您不必为此过度担忧，确保孩子在营养、睡眠、运动、情绪和健康状况等各方面都得到良好的照顾即可。有问题及时与医生沟通，获取专业建议，是保障孩子健康成长的重要举措。

第三章

骨龄的奥秘：

孩子长高潜力的预测指南

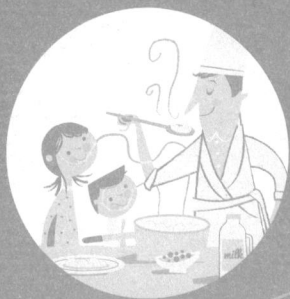

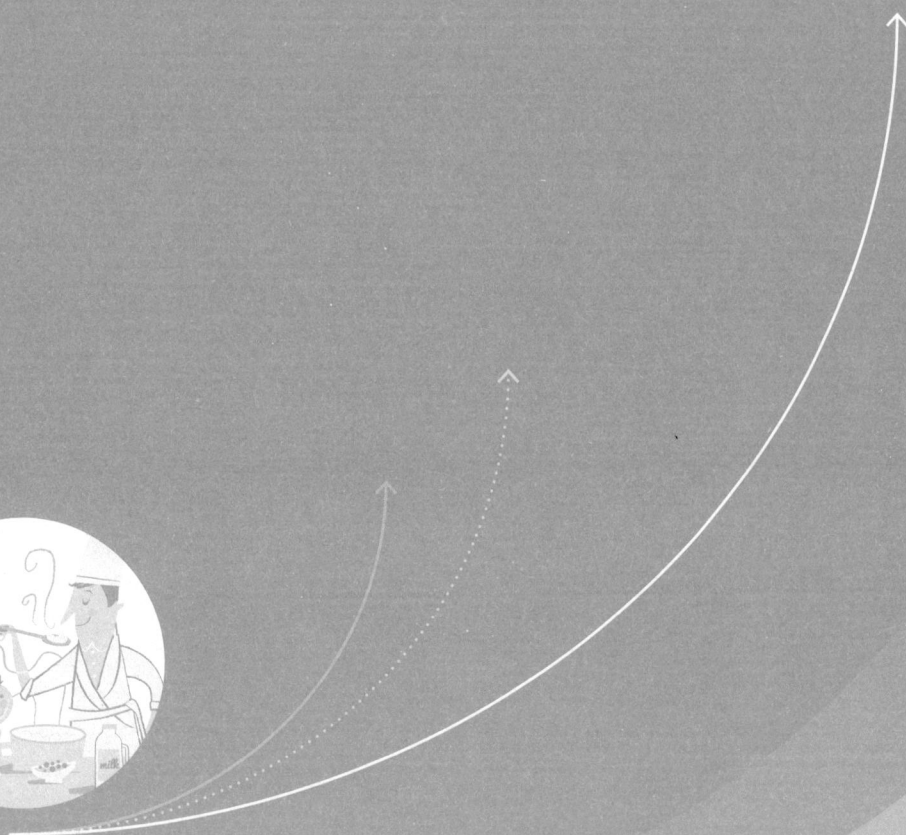

在孩子的生长发育过程中，骨龄是一个至关重要的指标。骨龄不仅能够反映孩子的生长发育情况，还能帮助测未来的身高，为家长和医生提供身高管理的科学依据。通过了解骨龄的定义、测评方法、预测身高的准确性及其临床意义，家长可以更好地掌握孩子的生长发育情况。本章将和大家一起了解骨龄的相关知识，解答家长们的常见疑问，帮助您科学地监控孩子的生长发育，确保他们健康成长。

一、骨龄是个啥东西？

诊室案例：小明今年 10 岁，但他比同龄人矮不少，父母非常担心，带他去医院检查，医生通过 X 光片测得他的骨龄仅为 8 岁。医生在询问病史时得知，小明的爸爸有"晚长"史，他爸爸这个年龄时也是差不多这个身高，因此不排除小明有晚长的可能，但不能放任不管。到医院检查排除了生长激素缺乏等疾病后，医生建议定期到医院复查，监测小明的骨龄和身高，同时要加强营养和适量运动。经过一段时间的科学管理，小明的生长速度有所提高，家长也安心了不少。

骨龄，顾名思义，是指骨骼发育的成熟程度，是衡量孩子生长发育状况的重要指标之一。与实际年龄不同，骨龄反映了骨骼的实际发育水平，可以通过特定的影像学检查（通常是手部 X 光片）来评估。骨龄在评估儿童生长发育时起着关键作用，可以帮助医生和家长了解孩子的长高潜力和发育进程，为制定合理的干预措施提供科学依据。图 3-1 为骨龄片样片。

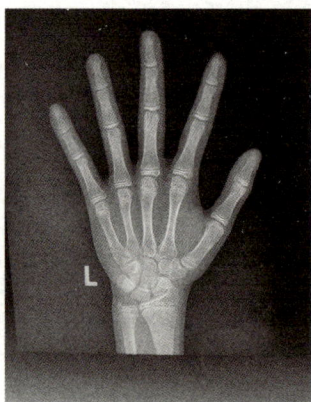

图 3-1　骨龄片样片

骨龄与实际年龄

实际年龄是指孩子的日历年龄（生活年龄），而骨龄则是反映骨骼发育的生物学年龄。骨龄和年龄不一定相等。通常情况下，骨龄与实际年龄的差别应在 ±1 岁之间，落后或超前过多即为异常。骨龄比实际年龄大 1 岁以上称为骨龄提前，小 1 岁以上称为骨龄落后。比如，有些孩子骨龄大于实际年龄，这可能意味着他们进入青春期较早，生长速度较快；而有些孩子骨龄小于实际年龄，这可能意味着他们的生长发育较为缓慢，青春期的到来也可能相对较晚。但不排除有些孩子在儿童期骨龄落后，但到了青春期骨龄快速增长，有的甚至一年长 2 岁的骨龄。

骨龄评价常用的解剖部位

评估骨龄通常通过拍摄手部的 X 光片来进行。医生通过观察骨化中心的数目、大小、形态、结构和相互关系的变化来判断孩子的骨龄。选择手部是因为它的骨骼发育特点明显，变化规律性强。

骨龄评价方法

目前，国际上常用的经典骨龄评估方法主要有两种——

1. G-P 图谱法：通过将孩子的 X 光片与同年龄、同性别标准图谱进行比较，找到最接近的发育阶段来确定骨龄。

2. TW 计分法：通过统计手部骨骼的发育等级的分值来确定骨龄。后来 TW 计分法根据儿童生长发育趋势经过了多次修订。

无论是 G-P 图谱法还是 TW 计分法都以欧美白人某时期的儿童做样本参照。由于种族的差异和社会环境的不同，并不完全适合我们国家的儿童。2003 年至 2005 年，我国张绍岩等专家根据中国儿童骨发育的调查研究，修订完善骨龄评价方法和标准，制定了《中国人手腕骨发育标准—中华05》，简称中华 05 法。

另外，随着 AI 技术的发展，近年来也兴起了新的评估方法，利用人工智能进行更为精确的骨龄评估。

需要提醒的是：同一名儿童，用不同的方法所评估出的骨龄结果是存在差异的。

骨龄的临床意义

1.评估长高潜力：骨龄有助于了解孩子的长高潜力。如果孩子的骨龄明显提前或落后，医生可以据此采取相应的干预措施。

2.诊断某些疾病：一些内分泌疾病和生长发育异常可以通过骨龄评估来发现，比如生长激素缺乏症、甲状腺功能减退等。

3.指导治疗和干预：通过骨龄评估，可以判断孩子是否需要进行干预治疗，如生长激素治疗、性早熟治疗等。

4.监测生长发育进程：定期进行骨龄评估，可以监测孩子的生长发育情况，及时发现和处理生长发育问题。

骨龄评估的实际应用

1.预测最终身高：通过骨龄评估结合孩子的生长曲线，可以更准确地预测最终身高。对于骨龄提前的孩子，家长需要关注其长高潜力，及时采取相应的干预措施。

2.评估性早熟：骨龄提前是性早熟的一个重要指标。骨龄评估可以帮助判断孩子是否存在性早熟，从而及早采取治疗措施，避免骨骺过早闭合，影响最终身高。

3.监测药物治疗效果：对于进行药物治疗的孩子，定期进行骨龄评估可以帮助监测治疗效果，调整治疗方案，确保最佳的生长效果。

骨龄的重要性

骨龄不仅能较准确地反映个体的生长发育水平和成熟程度，还可以用于预测最终身高，指导内分泌疾病临床用药，并对内分泌疾病、发育障碍、营养障碍、遗传性疾病及代谢性疾病的分析与诊断有重要作用。骨龄评估已广泛应用于临床医学、生物学、体育科学、法医人类学等领域。

> **温馨提示**：骨龄是判断孩子生长发育的重要指标，它比实际年龄更能反映孩子的生长状态。通过了解骨龄，家长和医生可以更好地预测孩子的身高，及时发现和处理生长发育中的问题。定期进行骨龄评估，并在医生的指导下采取相应的干预措施，可以帮助孩子充分发挥长高潜力，健康成长。

二、哪些孩子需要进行骨龄评估?

诊室案例：在一次身高管理科普讲座结束后，许多家长纷纷来到讲台前，询问自己孩子是否有必要进行骨龄评估。每个孩子的情况各不相同，家长们都对孩子的未来身高充满关切，却不太清楚何时该进行骨龄评估，也不确定骨龄评估到底能带来什么好处。

骨龄评估是评估孩子生长发育状况的重要手段，可以帮助预测长高潜力、发现生长发育异常并指导相应的治疗和干预。然而，并不是所有的孩子都需要进行骨龄评估。那么，哪些孩子应该进行骨龄评估呢? 以下几类孩子尤其需要进行骨龄评估。

身高显著低于同龄人的孩子

如果孩子的身高显著低于同龄人，家长应考虑带孩子进行骨龄评估。这样的孩子可能存在生长发育迟缓的问题，通过骨龄评估可以预估其长高潜力，判断是否存在生长激素缺乏或其他生长发育障碍。

案例：小华今年 8 岁，身高比同班同学矮了一大截。医生建议进行骨龄评估，结果显示小华的骨龄仅为 6 岁，结合其他化验检查指标，确诊为生长激素部分缺乏，经过生长激素治疗和营养支持，小华出现了明显的追赶生长。

身高显著高于同龄人的孩子

如果孩子的身高显著高于同龄人，家长也应考虑进行骨龄评估。这样的孩子可能存在生长过快的问题，通过骨龄评估可以判断其长高潜力，评估是否存在性早熟或其他内分泌异常。

> **案例**：小丽今年 7 岁，但身高已经接近 9 岁孩子身高的平均值。医生建议进行骨龄评估，结果显示小丽的骨龄为 9.5 岁，其生长速度过快，骨龄明显提前，并伴有性早熟迹象。医生建议进行性早熟方面的检查，防止骨骺线提前闭合，影响最终身高。

出现性早熟迹象的孩子

如果孩子出现性早熟的迹象，如早于正常年龄出现乳房发育、阴毛生长、声音变化等，家长应尽早带孩子进行骨龄评估。性早熟会导致骨骺线提前闭合，从而影响最终身高。

> **案例**：小美今年 7 岁半，妈妈发现她乳房开始发育，带她到医院检查。医生通过骨龄评估发现，小美的骨龄已达到 9 岁，结合其他化验检查指标，确诊为中枢性性早熟。医生建议进行性早熟治疗，以延缓骨骺线闭合，防止其最终身高不理想。

体重增长异常的孩子

体重增长异常，尤其是过度肥胖或营养不良的孩子，也需要进行骨龄评估。肥胖可能导致骨龄提前，而营养不良则可能导致骨龄落后，两种情况都会影响身高的正常增长。

> **案例**：小刚今年 9 岁，体重已经达到肥胖标准，家长带他进行骨龄评估。结果显示，小刚的骨龄已达到 11 岁，提示其骨骺线可能会提前闭合。医生建议调整饮食和运动习惯，以控制体重，确保正常的生长发育。

生长速度异常的孩子

如果孩子的生长速度异常，如半年或一年内身高增长明显低于或高于正常范围，应进行骨龄评估。这有助于判断生长发育的异常原因，及早进行干预。

> **案例**：小芳今年 5 岁，但过去一年里身高只增加了 4 厘米，提示生长速度缓慢。家长带她进行骨龄评估，结果显示其骨龄为 3 岁。医生建议进行生长激素水平等方面的检测，诊断明确后制定相应的治疗方案。

家族中有矮身材或早发育史的孩子

如果家族中有矮身材或早发育的病史，孩子也应进行骨龄评估。这可以帮助预测孩子的生长发育趋势，及早采取干预措施。

> **案例**：小明的爸爸妈妈都身材矮小，家长担心小明的身高问题。医生建议进行骨龄评估，结果显示小明的骨龄与日历年龄相符，其他检查没有发现异常，符合家族性矮小的诊断，预判他长高潜力有限。医生建议先进行营养支持和适当的体育锻炼，必要时使用药物治疗。

对身高有特殊要求（如希望成为运动员、舞蹈学员和其他特殊人才）的孩子

对于那些在未来职业发展中对身高有特殊要求的孩子，如希望成为运动员、舞蹈演员和其他特殊人才的孩子，进行骨龄评估可以帮助评估其长高潜力，指导训练和职业发展规划。

> **案例**：小宇今年 9 岁，父母身高还不错，他从小喜欢篮球运动，梦想成为一名篮球运动员。家长带他进行骨龄评估，结果显示其骨龄稍微晚于实际年龄，长高潜力较大。医生建议通过科学的训练和营养计划，帮助小宇实现其身高目标。

温馨提示：骨龄评估是评估孩子生长发育的重要手段，可以帮助预测孩子的长高潜力、发现生长发育异常并指导相应的治疗和干预。对于身高显著低于或高于同龄人、出现性早熟迹象、体重增长异常、生长速度异常、家族中有矮身材或早发育史以及对身高有不同要求的孩子，骨龄评估尤为重要。通过骨龄评估，家长和医生可以更好地了解孩子的生长发育情况，帮助孩子实现其最佳身高。

三、骨龄预测最终身高的准确性

诊室案例：男孩小华 13 岁，身高在同龄人处于中等水平。骨龄评估显示，小华的骨龄为 12 岁，这意味着他的骨骺线闭合时间较晚，长高潜力较大。医生建议通过营养支持和适当的运动，帮助小华在未来几年内实现更明显的身高增长。

男孩小翔 10 岁，体重严重超标，身高在同龄人中处于中上水平。通过骨龄评估发现，小翔的骨龄为 12 岁，说明他的骨骺提前发育，生长时间可能比同龄人短。医生建议进行进一步的内分泌检查，首先改善生活方式，必要时给予相应的药物干预，以延长他的生长期。

　　骨龄评估是评估孩子生长发育的重要手段之一，它可以帮助预测孩子的最终身高。然而，许多家长对骨龄预测身高的准确性存有疑虑，也有的家长过分纠结于一次骨龄评估的预测结果，要么沾沾自喜，要么忧心忡忡。那么，骨龄预测身高到底有多准确呢？以下将详细探讨这一问题。

骨龄与身高预测

　　骨龄是反映孩子骨骼发育成熟度的指标，它能够揭示孩子长高潜力的实际情况。通过骨龄评估，医生可以更加准确地预测孩子的最终身高。这是因为骨龄可以显示出骨骺生长板的闭合情况，而骨骺生长板的闭合标志着骨骼的生长基本结束。

骨龄预测身高的原理

骨龄预测身高的原理是基于孩子当前的骨骼发育程度，结合其生长速度和遗传因素，推算出其成年时的身高。常用的预测方法有 G-P 图谱法、TW 计分法和中华 05 法，通过评估骨龄，结合其性别、年龄、父母身高、前一年身高增长量、目前身高等来预测未来身高。

骨龄预测身高的影响因素

1. 遗传因素：遗传是影响身高的主要因素之一。父母的身高对孩子的最终身高有很大的影响。骨龄预测身高通常会考虑父母的身高，以提供更准确的预测结果。

2. 环境因素：营养、睡眠、运动和健康状况等环境因素也会影响孩子的生长发育。良好的生活习惯和健康的生活环境有助于充分发挥孩子的长高潜力。

3. 疾病的影响：生长激素是促进骨骼生长的重要激素。孩子的生长激素水平也会影响骨龄预测身高的准确性。对于生长激素缺乏的孩子，骨龄预测身高结果可能偏低。

甲状腺激素在骨骼生长中起着关键作用，异常的甲状腺功能可能导致骨龄异常，从而影响身高预测。

4. 药物的影响：应用某些药物可以短期内加速或者抑制身高增长，从而影响预测结果。

5. 性发育进程：性早熟或性发育迟缓都会影响孩子的骨龄。性早熟的孩子骨龄通常提前，而性发育迟缓的孩子骨龄则可能落后。这些因素都会影响骨龄预测身高的准确性。

骨龄预测身高的准确性

虽然骨龄评估是预测身高的重要工具，但它也存在一定的局限性。一般来说，骨龄预测的误差范围在 ±5 厘米左右。以下是一些影响预测准确性的因素。

1. 主观解读误差：不同医生对同一张 X 光片的解读可能会有所不同，导致骨龄评估结果有差异。因此，选择经验丰富的医生进行骨龄评估非常重要。

2. 标准图谱的适用性：不同地区和种族的孩子在骨骼发育上可能存在差异，而常用的骨龄标准图谱可能并不完全适用于所有孩子。这也是导致预测误差的一个因素。

3. 个体差异：每个孩子的生长发育过程都是独特的。即使骨龄和其他情况都相同，不同孩子的最终身高也可能不同。生长速度、遗传因素和生活环境等都会导致个体差异。

这些因素共同影响了骨龄预测身高的准确性。因此，在用骨龄预测身高时，需要结合其他评估手段，并根据孩子的具体情况进行综合考虑。

总之，影响骨龄预测身高准确性的因素有很多，因此家长不必对一次骨龄评估的结果过分纠结。预测身高很理想不要沾沾自喜，预测身高不太理想也不要忧心忡忡，尤其对年龄尚小的孩子，他们未来的成长过程中会有很多因素影响身高。通过纵向跟踪检测可提高预测身高的准确性，即在定期检测儿童骨骼发育进程时，采用同一骨龄评价标准，由同一个医生使用同一个评价标准，对孩子的骨龄进行纵向跟踪检测更有价值。

如何提高骨龄预测身高的准确性

1. 选择经验丰富的医生：选择专业的医生进行骨龄评估和身高预测，可以减少主观解读误差，提高预测的准确性。

2.结合多种因素进行预测：在用骨龄预测身高时，可以结合身高增长速度、体重、父母身高等多种因素进行综合评估，也可使用多种预测方法进行比较，以提高预测结果的准确性。

3.定期监测生长发育：定期进行骨龄评估和身高监测，及时了解孩子的生长发育情况，并根据变化调整预测结果和干预措施。

> **温馨提示**：骨龄预测身高的准确性虽然有限，但它依然是评估孩子生长发育的重要手段。通过结合多种因素和定期监测，家长和医生可以更好地了解孩子的生长发育情况，帮助孩子最大限度地发掘长高潜力。

四、关于骨龄提前

> **诊室案例**：小婷今年 9 岁半，身高已经接近 11 岁孩子的平均水平，且出现了月经初潮，孩子情绪波动很大。家长带她去医院检查，医生通过骨龄评估发现小婷的骨龄已经达到 11 岁，结合其他检查，确诊为性早熟。医生建议进行药物治疗，延缓其性发育，同时调整饮食和运动习惯。经过一段时间的治疗，小婷的性发育速度得到了控制，心理状态也逐渐稳定。

骨龄提前是指孩子的骨骼发育速度快于其实际年龄一岁以上，这种情况在生长发育过程中并不少见。骨龄提前可能会对孩子的身高产生影响。通过了解骨龄提前的原因、表现以及可能带来的影响，家长可以更好地采取相应措施，帮助孩子实现最佳的生长发育。

骨龄提前对长高的影响

1.生长期缩短：骨龄提前意味着骨骼发育加速，骨骺生长板会较早闭合，导致生长期缩短。骨龄提前的孩子虽然在早期身高突增，但成年后的最终身高可能低于预期。

2. 最终身高受限：生长期缩短，骨骼发育提前停止，可能导致最终身高受限。这种情况尤其在性早熟的孩子中较为常见。

3. 长高潜力降低：骨龄提前的孩子长高潜力相对较低，即使采取干预措施，身高增长的空间也有限。

当然，如果孩子骨龄提前得不多，身高增长速度和骨龄生长速度也相匹配（即骨龄身高不错），家长也不用太担心，定期找医生评估即可。

骨龄提前的原因

1. 性早熟：性早熟是导致骨龄提前的常见原因之一。由于性激素的提前分泌，孩子的骨骼发育加速，骨龄也相应提前。性早熟通常表现为女孩在 7.5 岁前乳房发育或 10 岁之前来月经初潮，男孩在 9 岁前出现睾丸增大等。

2. 内分泌疾病：某些内分泌疾病，如甲状腺功能亢进、肾上腺皮质功能亢进等，也会导致骨龄提前。

3. 营养过剩：高糖、高脂肪的饮食导致肥胖，可能会刺激性激素分泌，导致骨骼发育加速。

4. 遗传因素：部分孩子的骨龄提前可能与遗传因素有关。如家族中有性早熟或骨龄提前的历史，那么孩子出现骨龄提前的可能性较高。

骨龄提前的表现

1. 身高突增：骨龄提前的孩子，往往比同龄人较早出现身高突增的现象，明显高于同龄人。

2. 性发育提前：女孩可能提前出现乳房发育、月经初潮，男孩可能提前出现睾丸增大等性发育迹象。

骨龄提前的应对措施

1. **早期干预**：如果发现孩子有骨龄提前的迹象，家长应及时带孩子就医，进行专业的骨龄评估和内分泌检查，必要时进行干预。

2. **药物治疗**：性早熟的孩子，根据具体情况采取相应措施，有的需要在医生的指导下进行药物治疗，以延缓性发育，延长骨骺线闭合时间，增加最终身高。

3. **营养管理**：合理控制孩子的饮食，避免营养过剩和过度肥胖，保持均衡的饮食结构，有助于延缓骨龄提前。

4. **运动调节**：适量的体育运动有助于促进骨骼健康，运动还对控制体重、避免肥胖有利，但要避免过度运动。

> **温馨提示**：虽然骨龄提前对孩子的身高可能会产生一定影响，但也不用过多焦虑。只要家长能够及时发现并采取相应的措施，就可以帮助孩子在骨龄提前的情况下，最大限度地发挥长高潜力，确保他们健康成长。通过早期干预、营养管理、适量运动和心理支持，以及必要的药物治疗，孩子依然可以实现良好的生长发育。

五、骨龄越晚越好吗？

> **诊室案例**：阳阳今年 12 岁，身高比同龄儿明显矮一截，家长非常担心。通过骨龄评估发现，阳阳的骨龄仅为 10 岁，说明他骨龄落后。邻居说骨龄晚了好，孩子可以多长几年。但等了两年阳阳的身高仍然没有起色，家长还是听从了医生的建议，进一步做了内分泌方面的检查，结果发现阳阳是部分生长激素缺乏。经过一段时间的生长激素治疗，阳阳的生长速度明显加快，身高逐渐赶上了同龄人。

"我家孩子骨龄晚 1.5 岁，是不是会比同龄人多 1.5 年的生长时间？"

"我家孩子现在矮，但骨龄也晚，将来应该能追上来吧？"

"孩子 6 岁时测骨龄晚 2 岁，现在怎么骨龄超过实际年龄了？"

这些问题反映出家长们对骨龄的关注。骨龄确实是判断孩子未来长高潜力的重要指标之一。骨龄过大通常令人担忧，但骨龄过晚是否就一定是好事呢？是否就意味着孩子"晚长"从而拥有更多的生长时间呢？实际上，这种想法不一定正确，甚至可能让家长陷入误区，错过了干预孩子身高的最佳时机。

骨龄并不是"越晚越好"

骨龄有一个正常的范围，一般来说，临床上认为，骨龄与孩子实际年龄的差距在 1 岁以内是正常的。如果差距超过 2 岁，则需要考虑潜在的健康问题。骨龄偏大 2 岁以上，可能需要排查如性早熟等问题；而骨龄偏小 2 岁以上，则可能与生长激素缺乏、甲状腺功能减退或营养不良等问题有关。这并不意味着孩子只是"晚长"。

只有在孩子的身高发育正常且骨龄在正常范围内的情况下，骨龄稍晚才可能是一个有利因素。如果孩子的身高明显低于同龄人，且骨龄明显滞后，家长应当警惕，并及时带孩子到医院进行检查，以排除潜在的疾病。骨龄晚并不一定就意味着孩子将来会长得更高。

现在骨龄晚，并不代表以后会一直晚

骨龄是一个动态指标。孩子小时候骨龄通常偏晚，并不代表以后会一直偏晚。大多数孩子进入青春期后，往往会出现骨龄增长加速的情况。在临床上，青春期孩子 1 年增长 1.5 岁或 2 岁骨龄并不少见，甚至有个别孩子 1 年增长 3 岁骨龄的。这种骨龄加速现象通常与体内性激素水平的上升有关，性激素会加速骨骺生长板的成熟，而肥胖等因素也可能加速这一过程。因此，常常有家长反映，孩子小时候骨龄晚许多，但到了青春期，骨龄突然追上甚至超越了实际年龄。如果家长因为当前骨龄偏小而掉以轻心，认为孩子有绝对的生长优势，等到青春期时发现骨龄迅速增长但身高却没有跟上，再想进行干预往往为时已晚。

因为骨龄是动态变化的，所以单次骨龄评估只能反映该评估时间节点的发育状况，更准确地评估孩子未来的长高潜力需要动态观察骨龄的变化。

骨龄需与身高增长速度结合评估

骨龄固然是评估孩子生长发育的重要指标之一，但仅关注骨龄偏大或偏小是不够的。我们更应该关注在骨龄增长 1 年的过程中，孩子身高增长了多少。

骨龄只是判断孩子生长发育水平的一个工具，只有与身高增长速度结合起来，才能真正了解孩子的长高潜力，避免错失最佳的干预时机。定期监测骨龄的意义不仅在于判断"骨龄是否正常"，更在于帮助我们了解孩子的生长速率，及时发现潜在问题。

如果孩子骨龄增长较快，身高增长不明显，那么很可能是体内生长因子分泌不足，或生长因子的利用效率低下，导致软骨细胞分裂增殖的效率不高，最终影响了身高的增长速度。这时应当引起重视，必要时在专业医生指导下采取相应的干预措施。

青春期生长的评估应综合考虑

虽然骨龄的变化规律能够较好地反映儿童体格发育情况或长高潜力，但由于骨骼发育除了受遗传因素影响，还受内分泌激素、炎症、营养状态、某些药物、应力作用等多因素影响，因此骨龄的增长呈现连续性、非匀速性、个体化的特点。在具体评估时，应综合考虑性别、父母身高、发育年龄、性发育的成熟度及进展速度、历年的生长速度以及骨龄或体格发育的动态变化等因素。

总之，骨龄是评估孩子生长发育的重要参考，但需要动态观察孩子的骨龄变化，并结合身高增长速度和其他相关因素进行综合评估，才能科学地预测孩子的长高潜力，避免因误认为"骨龄越晚越好"而错过干预的最佳时机。记住，及时关注和科学管理，才能帮助孩子在生长发育的每个阶段充分发挥长高潜能。

> **温馨提示**：骨龄晚有利有弊。虽然骨龄晚可能延长生长期，增加身高长高潜力，但也可能因为生长速度缓慢，对最终高不利。家长应科学看待骨龄晚的问题，定期监测孩子的骨龄和生长状况，采取综合措施促进孩子的健康成长。通过合理的营养、适量的运动和培养良好的生活习惯，可以帮助骨龄晚的孩子实现其长高潜力，健康快乐地成长。

六、为什么测骨龄通常要照左手 X 光片？

> **诊室案例**：壮壮因身高增长缓慢去医院就诊，医生让壮壮去照个骨龄片，壮壮的家长不知道骨龄片要去哪里照、照哪个部位。当医生告诉他们，要去放射科照左手 X 光片时，壮壮好奇地问，为什么测骨龄要照左手 X 光呢？是不是很多人也有这个疑问呢？

测骨龄是医学诊断中的一个常见项目，许多家长可能对这一过程感到陌生，甚至认为这一过程很神秘。实际上，测骨龄是通过拍摄左手的 X 光片来实现的。那么，为什么测骨龄要照手部的 X 光片？又为什么通常选择左手呢？以下是详细的原因和解释。

手部是能够代表全身骨骼发育的部位

手部骨骼数量较多，包括 7 块腕骨、5 块掌骨、14 块指骨，以及尺骨和桡骨各 1 块，总共 28 块骨骼。此外，拇指内侧还有种籽骨。手部骨骼不仅数量多，种类也多样，既有长骨又有短骨，构成了一个能够代表全身骨骼发育的部位。

手部骨骼发育标志显著

手部骨骼在不同年龄阶段表现出明显不同的发育标志，如骨骺的出现、融合和闭合等。这些标志能够反映孩子当前的骨骼发育水平，有助于准确评估骨龄。

手部与全身骨骼发育的相关性

1. 代表性强：手部骨骼的发育情况与全身骨骼的发育有很强的相关性。通过观察手部的骨骼发育，可以推测全身骨骼的发育状态，获得全面的生长发育信息。

2. 覆盖主要生长发育阶段：从幼儿期到青春期，手部的骨骼发育变化涵盖了人的主要生长发育阶段，具有很高的评估价值。

拍摄手部 X 光片的技术优势

1. 范围小，操作简便：手部范围较小，拍摄 X 光片非常方便，只需让孩子将手放在 X 光设备上即可完成，整个过程快捷高效。

2. 低辐射：拍摄手部 X 光片所需的 X 射线剂量很小，远低于全身扫描或其他大面积拍摄，对孩子健康的影响微乎其微。

3. 安全性高：手部在肢体末端，远离人体主要器官，避免了对心脏、肺、肝脏、甲状腺、性腺和脑部等重要器官的辐射伤害，因此，被测试人受到的 X

射线辐射伤害最小。

为什么选择左手而不是右手？

1. **右利手较多**：我国大部分人是右利手（右手为优势手），左手受伤的机会相对较少，因此选择左手进行拍摄更加可靠。如果孩子是左利手，或者左手骨头曾经受过伤，也可以选择右手部进行骨龄评估。

2. **骨龄评估标准样本统一采集的是左手。**

实际操作和临床应用

1. **拍摄 X 光片**：医生会让孩子将左手放在 X 光设备上，拍摄一张清晰的左手部 X 光片。这张 X 光片会显示出所有手部骨骼的详细情况。

2. **对比标准骨龄图谱**：医生将拍摄的 X 光片与标准骨龄图谱进行对比，观察骨骼的发育情况，如骨骺的出现、骨骺的变化、融合、闭合。这些信息可以帮助医生准确判断孩子的骨龄。

3. **确定骨龄**：根据对比结果，医生会确定孩子的骨龄，并结合其他生长发育指标，给出综合评估和建议。

> **温馨提示**：通过拍摄左手部的 X 光片进行骨龄评估，是一种标准化、科学、可靠的方法。手部的骨骼种类多样，发育标志显著，且与全身骨骼发育具有良好的相关性。此外，拍摄手部 X 光片操作简便、辐射低且安全性高，使得这一方法在临床应用中得到广泛认可和使用。因为我国大部分人是右利手，左手受伤的机会比较少，且骨龄评估标准样本统一采集的是左手，所以，通常选择左手部照骨龄片。

七、同一张骨龄片不同的医生为什么得出不同的结论？

> **诊室案例**：9 岁的悠悠因身高有点矮，去医院找专家问诊，照了骨龄片，医生说骨龄片比年龄大半岁，让悠悠控制体重，6～12 个月后再复查。悠悠妈妈不放心，又去另一家医院挂了专家号，医生看过骨龄片后说，骨龄和年龄相当。悠悠妈妈很纳闷，都是医院的专家，为什么针对骨龄片得出的结果却不一样？

骨龄评估是一种专业的医学评估方法，通过拍摄手部的 X 光片来判断孩子的骨龄。然而，在临床工作中，不同医生对同一张骨龄片可能会得出不同的结论。这种差异可能会让家长感到困惑和担忧。那么，为什么会出现这种情况呢？以下是详细的原因和解释。

骨龄评估的主观性

1. 视觉判断的差异：骨龄评估主要依赖于医生对 X 光片中骨骼发育情况的观察和判断。由于每个医生的视觉敏锐度和观察细节不同，因此，对骨骺特征的识别可能会存在差异。

2. 经验水平的不同：医生的经验和专业背景会影响他们对骨龄片的解读。经验丰富的医生可能会更准确地识别骨骺的发育情况，而经验较少的医生可能会因为缺乏足够的实践经验而导致判断偏差。

评估标准的差异

1. 使用不同的图谱和评估方法：常用的骨龄评估方法包括 G-P 图谱法、TW 计分法和中华 05 法。不同医生可能习惯使用不同的图谱和评估方法，从而导致结论的差异。

2. 标准图谱的解释差异：即使使用同一种标准图谱，不同医生对图谱中骨骼发育特征的解释也可能有所不同。例如，对于某些发育中的细微变化，不同医生可能会有不同的理解和判断。

骨骺发育的不均匀性

每个孩子的生长发育过程都是独特的，不可能完全按照标准图谱去生长，有些孩子的全身骨骺发育并不是完全同步的，手腕部的某些骨骺可能发育较快，而另一些骨骺可能发育较慢。这种不均匀性可能会导致医生对骨龄片有不同解读。

骨龄片质量的影响

1.X 光片的清晰度：X 光片的清晰度和质量会影响医生对骨骼特征的观察。如果 X 光片模糊不清，医生可能会因为无法准确识别骨骼特征而得出不同的结论。

2.拍摄角度和技术：拍摄角度和技术也会影响 X 光片的质量。不同的拍摄角度可能会导致骨骼特征的显示完整程度不同，从而影响医生的判断。

实际操作和解决方法

1.流程标准化：为了减少不同医生之间的判断差异，医院可以建立标准化的骨龄评估流程，确保所有医生使用相同的图谱和评估方法。

2.联合评估：对于一些疑难病例，可以采用联合评估的方法，由多位经验丰富的医生共同讨论和评估骨龄片，确保结论的准确性。

3.继续教育和培训：定期开展骨龄评估的继续教育和培训，帮助医生更新知识，提升技能，减少主观判断的偏差。

4.纵向跟踪检测：在定期检测儿童骨骼发育进程时，建议采用相同的骨龄评价方法，由同一个医生使用同一个评价标准，对孩子的骨龄进行纵向跟踪检测。

第四章

影响身高增长的主要因素

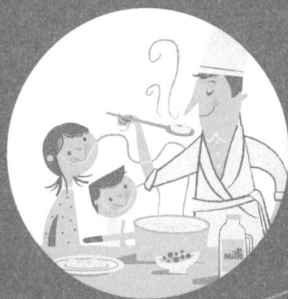

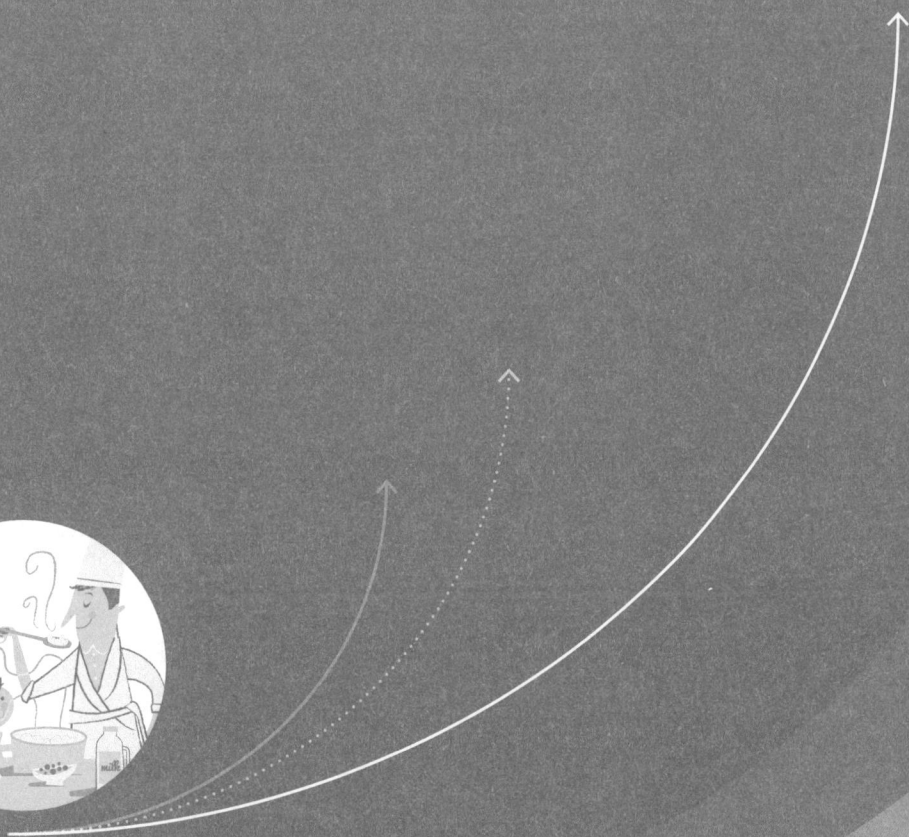

孩子的身高增长是一个复杂的过程，受到多种因素的综合影响。了解了这些因素，您才能更好地为孩子创造有利于身高增长的环境和条件，帮助他们充分发挥长高潜力。本章将详细探讨影响身高增长的主要因素，包括遗传、饮食、睡眠、运动、情绪、疾病等。通过全面了解和科学管理，您可以在孩子的成长过程中提供更有效的支持，帮助他们达到理想身高，并为孩子的未来健康打下坚实的基础。

一、遗传：改善后天因素，突破遗传限制

诊室案例： 我们医院一名护士的儿子，爸爸 174 厘米，妈妈 163 厘米，身为护士的妈妈对孩子身高有着美好的期许。在孩子 4 岁那年，她接触了身高管理，从那时起，她就在饮食、睡眠、运动和情绪等方面对孩子进行科学管理。好习惯养成后，孩子在 14 岁时就超过了父亲的身高，达到了 175 厘米，15 岁时 180 厘米，骨龄片上看，最终身高有望达到 182 厘米，超过遗传身高整整 7 厘米。我身边很多医护人员的孩子都是身高管理的受益者，这只是其中一个例子。

"孩子他爸妈都那么高，不用担心，孩子矮不了！"

"我们两口子都不高，孩子有可能突破遗传吗？"

"老张家孩子长得真好，比他爸爸高出一大头。"

类似的话您可能也听到过吧！

孩子的身高受多种因素影响，其中遗传因素起着重要作用。了解遗传对身高的影响，可以帮助您更好地预测孩子的长高潜力，并采取合理的措施促进孩子的身高增长。

科学研究表明，遗传因素对身高的影响约占 70%，而环境和生活方式等其他因素的影响则占 30% 左右。这意味着父母的身高在很大程度上决定了孩子的长高潜力。父母高，孩子通常也会较高；相反，父母较矮，孩子的身高通常也会受制。这里说的是"通常"，并不是绝对。

前面我们说过，家长们可以通过以下公式来计算一下孩子未来可能的身高：

- 男孩遗传身高（厘米）=（父亲身高 + 母亲身高 +13）/2
- 女孩遗传身高（厘米）=（父亲身高 + 母亲身高 − 13）/2

计算出的结果好，您不要太得意，结果不太好，您也不要太悲观，因为这个公式所提供的只是一个大致的身高范围，而不是绝对数值，上下有 6.5 厘米的波动范围，因为环境和其他非遗传因素也会对身高产生重要影响。所以您要想办法让孩子的身高往遗传的上限靠，就会更理想，如果身高往遗传的下限靠，那可能就不太理想了。

举个例子，如果爸爸 174 厘米，妈妈 162 厘米，那么男孩的平均遗传身高 =（174 厘米 +162 厘米 +13 厘米）/2=173.5 厘米，再 ± 6.5 厘米，也就是说他的最终身高可能会在 167 ～ 180 厘米之间浮动。对于一个男孩来说，最终身高 167 厘米和 180 厘米的差距，大家都非常清楚。

遗传变异和家庭影响

尽管遗传在很大程度上影响了身高，但同一家族中孩子的身高也可能存在显著差异。这种差异可以部分归因于基因的多样性和组合方式。此外，家庭的健康习惯、饮食结构和生活方式也会影响孩子的身高。

多基因影响

身高是一个复杂的多基因遗传特征，这意味着它受到多个基因的共同影响。每种基因可能对身高产生微小的影响，但这些基因的累积效应可以显著影响一个人的最终身高。科学家们已经发现了数百个与身高相关的基因变异，这些基因变异共同决定了个体的长高潜力。

环境和生活方式的作用

虽然遗传因素在身高发育中起主要作用，但环境和生活方式同样重要。良好的营养、充足的睡眠、适当的运动和健康的心理状态都可以帮助孩子充分发挥其长高潜力。相反，营养不良、睡眠不足、缺乏运动和长期心理压力等因素可能会抑制孩子的身高增长，即使他们的遗传潜力较高，也不一定能实现理想身高。

特殊情况和例外

有些情况下，孩子的身高可能会显著偏离遗传身高。例如，某些遗传综合征（如特纳综合征、马凡综合征）和内分泌疾病（如生长激素缺乏症、甲状腺功能减退）可能会严重影响身高。在这些情况下，医疗干预和专业治疗是必不可少的。

特别提醒："七分靠遗传，三分靠后天"。基因很好别懈怠，基因不好别放弃。虽然遗传因素在身高发育中起着重要作用，但这并不意味着孩子的身高完全被遗传所限制。通过科学的后天管理，您可以让孩子的身高突破遗传的限制，达到更理想的水平。

二、饮食：怎样吃有利于长高？

诊室案例：小华今年 5 岁，平时挑食严重，尤其不喜欢喝奶和吃鸡蛋，身高较同龄人增长缓慢。家长带他到医院检查，发现他缺乏多种维生素和矿物质。医生建议调整饮食结构，每天吃一个鸡蛋，喝适量的牛奶，增加蔬菜的摄入。经过一段时间的调整，小华的身高增长明显加速。

"孩子正在长个子，就应该多吃！"

"鸡蛋、牛奶、瘦肉是帮助长高的食物。"

"水果是好东西，可以让孩子多吃！"

这些观点都对吗？

饮食为身之基，食之失宜，身不长。可见均衡的饮食对于孩子的健康成长至关重要，对身高的增长也起着重要作用。孩子需要摄入足够的蛋白质、维生素和矿物质，才能保证骨骼的健康发育。在成长过程中，充足和合理的营养是儿童生长发育的物质基础。在影响儿童生长发育的各种营养素中，除了蛋白质，矿物质和维生素对生长也有重要影响。锌、钙、磷、铁、碘、维生素 A、维生素 C、维生素 D 等都是儿童生长发育必需的营养素。

长高需要的主要营养素

1.**蛋白质是构建身体的基石**：蛋白质是构建和修复身体组织的基础，对肌肉和骨骼健康意义重大。优质蛋白质来源包括瘦肉、鱼、鸡蛋、豆类和乳制品。每日摄入充足的蛋白质，对新陈代谢和生长发育至关重要。

2.**钙是构建骨骼的钢筋**：钙是骨骼发育的关键矿物质。富含钙的食物包括牛奶、奶酪、酸奶、绿叶蔬菜和豆制品。高糖饮料和过多盐分会阻碍钙的吸收，应尽量避免。

3. 维生素 D 是钙的黄金搭档：维生素 D 可促进钙的吸收和利用，是骨骼健康的重要保障。既可以通过晒太阳获得维生素 D，也可以从强化食品或补充剂中摄取。要每天确保有足够的日晒时间并食用富含维生素 D 的食物。

4. 铁是血液运输的加速器：铁对血液健康和氧气运输起着关键作用，缺铁会影响孩子的整体健康和发育。红肉、家禽、海鲜、全谷物和绿叶蔬菜是铁的良好来源。

5. 锌是生长激素的催化剂：锌在细胞分裂中起关键作用，通过促进骨细胞分裂，助力身高增长。富含锌的食物包括瘦肉、海鲜和豆类。每周至少要食用一次含锌丰富的食物。

6. 镁可增强骨骼强度：镁在骨骼矿化和蛋白质合成中扮演关键角色，可增强骨骼强度和促进细胞生长。含镁丰富的食物有坚果、全谷物等。

这些营养素不仅为骨骼的生长发育输送源源不断的营养物质，还在整体健康和免疫功能的维持中起到重要作用。如果在生长过程中营养供应不足，不仅会影响体格发育，还可能对智力发展和未来的健康产生负面影响。

培养孩子良好的饮食习惯

1. 从小培养健康饮食习惯：规律进餐，避免挑食和偏食，鼓励多吃新鲜的食物和健康的食物。多样化的饮食能确保孩子摄入足够的营养，支持其全面发育。

2. 每天摄入足够的肉蛋奶：确保孩子每天都能摄入肉类、蛋类和奶制品，以提供充分的蛋白质和钙质支持骨骼生长。

3. 摄入富含纤维的蔬菜：富含纤维的蔬菜能为孩子提供必要的维生素和矿物质，有助于消化和营养吸收，支持整体健康。

4. 保持足够的水分摄入：鼓励孩子每天喝足够的水，保持身体的正常代谢和消化。水分对于体内营养物质的运输和代谢至关重要。

阻碍身高增长的几大饮食习惯

1. 偏食挑食：单一的食物不可能满足孩子发育的全部营养需要。通过饮食多样化，食物间的互相补充，才能达到营养均衡的效果。

2. 暴饮暴食：暴饮暴食容易导致肥胖，而肥胖可能会抑制身高的正常增长。

3. 零食过多：零食吃得过多，尤其在饭前，会影响孩子对正餐的食欲，导致营养不良，进而影响生长发育。

4. 喜欢吃油炸食品：油炸食品热量高，容易导致儿童肥胖。脂肪细胞中的芳香化酶会将雄激素转化为雌激素，导致骨龄提前，甚至引发性早熟，这会影响孩子的正常身高增长。

5. 睡前吃东西：睡前进食或晚饭过晚，会增加身体新陈代谢的负担，影响深度睡眠，抑制生长激素的分泌，对身高造成影响。睡觉前 2 小时不再进食，相对空腹更有利于生长激素的分泌。

注意事项

1. 避免高糖、高脂肪食物：过多的高糖、高脂肪食物会导致肥胖，影响身高增长。肥胖不仅增加健康风险，还可能导致骨骺生长板的过早闭合，抑制身高的继续增长。

2. 避免只吃自己喜欢的食物：忽视饮食的多样性会导致营养摄入不均衡，影响身高发育。饮食应多样化，确保孩子摄入各种必需营养素。

3. 避免边吃边看电视：边吃边看电视会让孩子的大脑无法专注于消化食物。

4. 关注过敏和不耐受食物：如对某类食物过敏或不耐受，应及时调整饮食，避免影响健康。食物过敏会妨碍营养的有效吸收，对孩子的生长发育产生不利影响。

5. 适度饥饿：适度的饥饿可以刺激生长激素分泌，有助于身高增长。因此不建议晚上睡觉前吃东西。但饥饿需要控制在合理范围内，过度饥饿会影响孩子睡觉，反而不利于身高增长。

6. 合理使用补充剂：在医生建议下，适量使用维生素和矿物质补充剂，避免过量。补充剂可以在营养不足的情况下提供支持，但不应依赖补充剂，应优先通过自然食物获取营养。

常见误区和纠正方法

● 误区：只要吃得多，孩子就能长得高。

● 纠正：关键在于营养均衡，确保摄入足够的蛋白质、维生素和矿物质，而不是单纯关注摄入量。摄入过多热量的同时缺乏必要的营养，反而可能导致肥胖和营养不良。

● 误区：水果是好东西，富含维生素，可以让孩子多吃。

● 纠正：大部分水果含糖量都不低，吃多了反而可能摄入过多糖分。应适量食用水果，注意种类和摄入量的平衡。

● 误区：有了补品和保健品，吃饭不积极也没关系。

● 纠正：应优先通过自然食物获取营养，补品和保健品如果需要补充，也只能在医生建议下适量使用。过度依赖补品和保健品会忽视均衡饮食的重要性，且过量摄入可能带来副作用。

三、睡眠：怎样睡觉助力长高？

> **诊室案例**：小鹏今年 12 岁，由于学业繁重，经常熬夜做作业，导致睡眠不足。家长注意到小鹏的身高增长速度不理想，于是决定调整他的作息时间。通过制订合理的作息计划，确保小鹏每天在晚上 9 点半上床睡觉，并减少睡前的电子设备使用。经过一段时间的调整，小鹏的睡眠质量明显改善，身高增长速度也有了显著提升。小鹏妈妈说："我们每天晚上 9 点半准时上床，关掉所有电子设备，读几页书，然后入睡。经过几周，小鹏的睡眠明显变好了，他的情绪也更稳定，身高增长也比以前明显了。"

"俗话说，孩子在睡眠中长大。"

"熬夜，长高的一大敌人。"

"生长激素在深度睡眠中分泌最为旺盛"

您是否听过这些说法？

充足而高质量的睡眠是孩子身高增长的重要保障。生长激素在深度睡眠中分泌最为旺盛，直接影响着孩子的身高发育。本节将探讨睡眠对身高的影响，并提供改善睡眠质量的建议，帮助孩子通过良好的睡眠实现身高的增长。

睡眠对身高的影响

睡眠乃身之养，久寐不足，骨难长。可见睡眠对长高的重要性，对于正在生长发育的儿童，睡眠显得尤为重要。充足的睡眠不仅能促进生长激素的分泌，还能帮助钙的沉积和营养物质的吸收，这些都对孩子的身高增长有着直接影响。

1. 生长激素分泌：生长激素是促进身高增长的主要激素，主要在深度睡眠时分泌。研究表明，生长激素的分泌在进入深度睡眠 1 小时后逐渐进入高峰期，尤其是在晚上 11 点至凌晨 1 点之间。因此，确保孩子在此时段有高质量的睡眠至关重要。建议家长尽量让孩子在晚上 10 点之前入睡，以保证生长激素的有效分泌。

2. 身体修复和再生：睡眠期间，身体会进行修复和再生工作，包括修复白天的肌肉损伤、促进骨骼和组织的生长。充足的睡眠有助于这些修复过程的顺利进行。

3. 提升免疫功能：良好的睡眠可以增强免疫系统功能，帮助孩子更好地抵御疾病，保持健康的身体状态，这对于身高增长也有积极影响。

睡眠时间因个体差异和年龄的不同而有所差异，一般来说，年龄越小，所需的睡眠时间越长。

各年龄段的睡眠时间建议：

● 新生儿（0～3 个月）：每天需要 14～17 小时的睡眠。

● 婴儿（3～12 个月）：每天需要 12～15 小时的睡眠。

● 幼儿（1～2 岁）：每天需要 11～14 小时的睡眠。

● 学龄前儿童（2～6 岁）：每天需要 10～13 小时的睡眠。

● 学龄儿童（6～13 岁）：每天需要 9～11 小时的睡眠。

● 青少年（13～17 岁）：每天需要 8～10 小时的睡眠。

提高睡眠质量的建议

1. 建立规律的作息时间：

● 确保孩子每天在固定的时间上床睡觉和起床，形成规律的作息习惯。

● 即使在周末也应保持规律的作息时间，避免作息紊乱。

2. 创造良好的睡眠环境：

● 安静：保持睡眠环境的安静，减少噪声干扰。

● 舒适：确保床铺舒适，室温适宜，不宜过热或过冷。

● 黑暗：减少光线干扰，可以使用遮光窗帘或眼罩。

3. 避免睡前刺激：

● 睡前 1 小时内避免使用电子设备，如手机、平板和电视，因为这些设备的蓝光会抑制褪黑素的分泌，影响入睡。

● 避免剧烈运动和令人兴奋的活动，如玩耍或激烈游戏。睡前应进行放松的活动，如读书或听轻音乐。

4. 健康的睡前习惯：

● 洗澡：睡前洗个温水澡，有助于放松身心，准备入睡。

● 读书：给孩子讲故事或让孩子自己读书，有助于平静情绪，准备入睡。

● 固定的睡前程序：建立固定的睡前程序，如洗脸、刷牙、读书等，可帮助孩子形成入睡的条件反射。

5. 饮食注意事项

● 避免咖啡因：避免孩子在下午和晚上摄入含咖啡因的饮料，如咖啡、茶、可乐等。

● 适量进食：晚餐宜适量，避免过饱或过饿。

常见误区和纠正方法

● 误区：只要睡觉时间够长就可以。

● 纠正：不仅要保证睡眠时间，还要确保睡眠质量。深度睡眠对生长发育非常重要。

● 误区：晚睡但睡得更久可以弥补睡眠不足。

● 纠正：规律的作息更为重要。熬夜不利于生长激素的分泌。

- 误区：周末补觉可以弥补平时的睡眠不足。

- 纠正：周末补觉并不能完全弥补平时的睡眠不足，保持规律的作息时间对身高增长更有利。

特别提醒：睡眠是促进孩子身高增长和保证整体健康的重要手段。通过科学安排作息时间，创造良好的睡眠环境，您可以帮助孩子在成长过程中充分发挥其长高潜力。充足而高质量的睡眠不仅能促进生长激素的分泌，还能增强孩子的体质，提高免疫力。培养良好的睡眠习惯，可以为他们的健康成长打下坚实的基础。

四、运动：怎样运动助力长高?

诊室案例：小明今年10岁，身高比同龄人略低，父母决定通过增加运动来帮助他长高。他们让小明每天进行40分钟的跳绳或游泳，并在周末参加篮球训练。经过一年的坚持，小明的身高有了显著的增长，体质也得到了很大的改善。小明妈妈反馈说："我们每天和小明一起做运动，不仅让小明变得更高更强壮，也让我们全家人变得更加亲密了。"

"跳跃性运动对孩子长高有利。"

"拉伸运动可以让孩子长高。"

"高强度运动才对孩子长高有利。"

您认为呢?

运动乃体之健，常疏锻炼，体不昂。适量的运动不仅能增强孩子的体质，还能有效促进身高的增长。不同类型的运动对身高的影响各有不同，下面将介绍一些有助于长高的运动项目，并解释如何通过科学的运动，帮助孩子在生长发育的关键时期最大化激发长高潜力。

运动是如何帮助孩子长高的？

1. 促进骨骺生长板发育：运动可以刺激骨骺生长板中的软骨细胞增殖与骨化，从而延长骨骼，促进身高增长。

2. 增强钙吸收：运动后，骨骺生长板受到刺激，这种刺激能够促进钙的吸收，进而有助于骨骼的健康发育。特别是户外运动结合日晒，更有助于钙的吸收和骨骼增长。

3. 增加生长激素分泌：中等到高强度的运动，如跑步、跳绳等，可以显著增加体内生长激素的分泌，而生长激素是促进身高增长的关键因素。

4. 加速新陈代谢：运动有助于加速新陈代谢，增强身体的免疫力，同时通过控制体重，也有助于保持正常的身高增长。

5. 促进睡眠：运动能有效提升孩子的睡眠质量，而夜间高质量的睡眠时间是生长激素分泌的黄金期，有助于骨骼发育。

6. 调节情绪：运动后，孩子通常会感到心情愉悦，这种愉悦的情绪也有利于生长激素的分泌，从而促进身高增长。

有助于长高的运动类型

1. 跳跃类运动

● 跳绳：能够有效刺激下肢骨骼的生长，促进全身协调性发展。跳绳对不同年龄段的孩子都有健身功效，尤其对青少年儿童的身高增长有促进作用。

● 篮球和排球：这些运动包含大量的跳跃动作，对下肢和脊柱的生长有明显促进作用。

2. 伸展类运动

● 游泳：作为全身性运动，游泳可以拉伸脊柱和四肢，促进骨骼的均衡发育。

● 瑜伽和体操：各种伸展动作，可帮助拉长肌肉和骨骼，增强身体的柔韧性。

3. 耐力类运动

● 跑步：全身性的有氧运动，有助于增强心肺功能和整体体质。

● 骑自行车：有助于锻炼下肢力量，并增强体质。

提示：大量研究证实，经常参与这些运动的孩子，在其他条件相当的情况下，往往比不运动的孩子高 2 ～ 3 厘米。

如何科学安排运动?

1. 控制运动频次和时长：每周至少进行 5 次运动，每次持续 30 ～ 60 分钟。年龄较大的孩子可以每次运动 60 分钟，以达到最佳效果。

2. 选择合适的运动项目：根据孩子的年龄和兴趣，选择适合的运动形式。例如，6 岁以上的孩子可以参与跑步、打球、跳绳等纵向运动，游泳也是很好的选择。

3. 控制运动强度：运动应保持中等强度，心率达到 120 ～ 140 次 / 分钟，以孩子脸色红润、微微出汗为最佳状态。坚持 30 分钟以上，这样才能在一定程度上激发生长激素的分泌。强度过低和过高均不利于身高增长。

4. 选择合适的运动时间段：运动应避开饭前 30 分钟内、饭后一小时内以及晚上睡前 1 小时内。饭前 1 小时运动助长高效果更好，因为此时接近空腹状态，在血糖较低及应激状态下，可以激发生长激素分泌。

5. 养成运动习惯：家长应从小培养孩子的运动习惯，让运动成为日常生活的一部分，避免因学业忙碌而忽视运动的重要性。

注意事项

1.运动前热身，运动后拉伸：每次运动前进行 5 分钟的热身，运动后进行 10 分钟的拉伸。这不仅可以保护肌肉和关节，防止受伤，还可以帮助肌肉放松，减少酸痛。

2.循序渐进：运动强度和时间应逐渐增加，避免一开始就要求孩子达到较高的运动量，否则孩子身体会难以适应。

3.避免过度训练：运动应适量，并不是强度越大越好。应根据孩子的身体素质选择合适的运动强度，避免过度训练导致疲劳和受伤。运动时间对生长激素分泌的影响见图4-1。

4.及时补充水分和营养：运动中，孩子会大量出汗，需要及时补充水分。营养的及时供给同样不可忽视，以支持运动后的恢复和身体的发育。

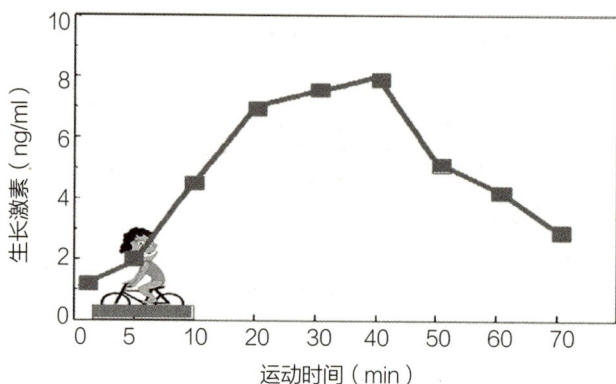

图4-1 运动时间对生长激素分泌的影响

常见误区和纠正方法

● 误区：高强度的运动越多越好。

● 纠正：运动应适量，以中等强度为主，避免过度训练导致身体损伤。比如，打球每天 30 分钟即可，过量运动反而可能导致疲劳，减少生长激素的分泌。

● 误区：只做某种单一运动就够了。

● 纠正：运动应多样化，全面发展各部位的肌肉和骨骼，有助于整体健康。长时间只做一种运动，容易导致个别部位的过度使用，造成劳损，同时也会让孩子感到乏味，难以坚持。

● 误区：跳蹦蹦床更有利于长高。

● 纠正：在硬地板上跳跃更能刺激软骨细胞生长，有助于长高。

● 误区：拉伸运动可以帮助孩子快速长高。

● 纠正：拉伸运动虽然有助于身高增长，但通过拉伸运动增长的身高会随着运动的停止而回落，效果并不持久。

特别提醒：运动是促进孩子身高增长和整体健康的重要手段。通过科学安排运动，选择适当的运动项目，您可以帮助孩子在成长过程中充分发挥其长高潜力。适量的跳跃、伸展和耐力运动，不仅能促进骨骼健康发育，还能增强孩子的体质，提高免疫力。鼓励孩子积极参与各种体育活动，培养良好的运动习惯，将为他们的健康成长打下坚实的基础。

五、情绪：情绪对长高的影响

诊室案例：小刚今年 12 岁，学习成绩优异，但由于家长对其学习成绩期望过高，小刚常常感到压力很大，情绪低落，晚上难以入睡。小刚的家长注意到他的身高增长明显放缓，于是调整了对他的期望，减少了额外的课外辅导，增加了他参加体育活动和与朋友交流的时间。通过这些调整，小刚的情绪明显改善，睡眠质量提高，身高增长速度也逐渐恢复正常。

"压力太大，影响孩子长高。"

"缺乏关爱的孩子身高容易受影响。"

"心情愉悦有利于长高。"

您是否听过这些说法？为什么会这样呢？

良好的情绪和心理状态对孩子健康成长非常重要。长期的压力和负面情绪可能会影响孩子的生长发育，甚至抑制身高的增长。本节将探讨情绪和心理健康对孩子身高的影响，并提供一些方法，帮助您改善孩子的情绪和心理状态，助力他们的身高增长。

情绪对身高的影响

一项由美国纽约州心理研究所进行的研究发现，长期生活在焦虑状态下的女孩，比情绪稳定的女孩平均矮 5.08 厘米，并且更难长到 157 厘米以上。心理学家认为，情绪可能影响生长激素的分泌。这一研究表明，女孩的生长更容易受到心理因素的影响，可能是因为女孩在心理上普遍比男孩更敏感，更容易注意到外部信息的变化，尤其是父母的情绪。因此，您需要多关注孩子的情绪，避免他们长期处于孤独、焦虑或压抑的状态中。

在医学上，有一种情况被称为"心理性矮小"。其原因是孩子的下丘脑—垂体系统长期受到负面情绪的影响，导致生长激素分泌减少，进而影响身高的增长。

美国著名精神病学家霍芳博士指出，孩子长期生活在精神压抑、无人关心或经常挨打受骂的家庭环境中，会引起体内激素分泌的减少，导致生长发育障碍。统计显示，第二次世界大战期间，德国、西班牙、朝鲜、越南等国家失去双亲的孤儿，平均身高比同龄儿童矮几厘米。科学家们通过实验发现，当这些受到精神压抑的孩子被安置在和睦欢乐的环境中，并得到模拟亲人的爱抚和家庭温暖后，约 95% 的孩子发育情况有所改善，生长停滞现象得以消除，身高也有了明显增长。

现实生活中，那些从小失去双亲、父母离异或父母不和的家庭中的孩子，由于长期缺乏关爱，情绪压抑、心情不好，生长发育通常也不理想。此外，如果您对孩子的要求过高，过于严厉，超出了孩子的承受范围，给他们造成过度压力，长此以往，也会导致孩子内分泌失调，影响孩子的生长。

因此，在关注孩子的身高问题时，除了饮食、运动和睡眠，您还应特别重视孩子的情绪和心理健康。要想让孩子在生理上实现长高，就必须让孩子在心理上保持好心情。愉快的心情有助于生长激素的分泌，促进营养物质的吸收，增强食欲，提高睡眠质量，这些都对孩子的身高增长有益。

情绪与生长激素分泌

1. 正面情绪：积极的情绪状态，如快乐、满足和放松，有助于生长激素的分泌。生长激素是促进身高增长的关键，主要在深度睡眠和放松状态下分泌。

2. 负面情绪：长期的负面情绪，如焦虑、压力、抑郁等，会导致体内压力激素水平升高，抑制生长激素的分泌，从而影响孩子的身高增长。

情绪与饮食和睡眠

1. 情绪与饮食：负面情绪可能会影响孩子的食欲和饮食习惯，导致营养摄入不足，从而影响生长发育。

2. 情绪与睡眠：负面情绪会影响孩子的睡眠质量，导致入睡困难、睡眠不安，从而减少生长激素的分泌。

情绪与活动和社交

1. 情绪与活动：情绪低落的孩子可能不愿意参加体育活动和户外运动，从而减少了促进身高增长的机会。

2.情绪与社交：积极的社交互动和良好的人际关系有助于维护孩子的心理健康，间接促进身体的健康发育。

情绪管理的具体建议

1.建立良好的家庭环境

● 和谐的家庭氛围：营造温馨、和谐的家庭氛围，减少家庭冲突缓解紧张关系。

● 积极的亲子关系：您应多与孩子沟通交流，了解他们的内心感受，给予足够的关爱和支持。

2.培养孩子的情绪调节能力

● 情绪表达：应鼓励孩子表达自己的情绪，无论是快乐、愤怒还是悲伤，让他们明白情绪的多样性和正常性。

● 情绪调节方法：应教导孩子一些情绪调节的方法，如深呼吸、冥想、运动等，帮助他们缓解压力和焦虑。

3.提供心理支持和帮助

● 倾听和理解：您要做孩子的倾听者，理解他们的困扰和需求，给予情感支持。

● 专业帮助：如果孩子长期处于负面情绪状态，您应及时向专业心理咨询寻求帮助。

4.促进积极的社交互动

● 友谊和团队活动：鼓励孩子结交朋友，参与团队活动和集体项目，培养他们的社交技能和自信心。

● 家长示范：您应以身作则，展示积极的情绪管理和社交技能，为孩子树立榜样。

5.合理安排学习和休闲时间

● **学习压力**：适当减轻孩子的学习压力，避免孩子过度紧张和焦虑。

● **休闲娱乐**：合理安排孩子的休闲和娱乐时间，鼓励他们参加喜欢的活动，放松心情。

常见误区和纠正方法

● 误区：孩子情绪问题会自行好转。

● 纠正：情绪问题需要关注和干预，您应积极与孩子沟通，必要时寻求专业帮助。

● 误区：情绪对身体健康没有影响。

● 纠正：情绪对身高和整体健康有重要影响，您应重视孩子的情绪管理和心理健康。

● 误区：有物质奖励就够了，情感支持不重要。

● 纠正：情感支持和理解对孩子的心理健康更为重要，物质奖励不能代替情感支持。

> **特别提醒**：情绪对孩子的身高增长和整体健康有着不可忽视的影响。通过科学的情绪管理和心理支持，您可以帮助孩子保持积极的情绪状态，促进生长激素的分泌，提升身高增长速度。建立良好的家庭环境，培养孩子的情绪调节能力，提供心理支持和帮助，促进积极的社交互动，合理安排学习和休闲时间，这些措施都能有效提升孩子的心理健康程度，为他们的健康成长打下坚实的基础。

六、疾病：别让疾病拖了长高的后腿

诊室案例：小芳今年 7 岁，身高增长缓慢。经过详细检查，发现小芳患有亚临床甲状腺功能减退症，并存在维生素 D 缺乏和钙摄入量不足。医生建议她进行甲状腺激素补充治疗。经过一段时间的治疗和营养调整，小芳的身高增长速度有了明显改善，整体健康状况也得到了提升。小芳妈妈说："我们按照医生的建议定期复查，不断调整药量，每天补充适量的钙和维生素 D，同时增加了她的户外活动时间。现在小芳的甲状腺功能已经恢复正常，她的身高也在稳步增长。"

"长期腹泻影响孩子长高。"

"哮喘对孩子长高不利。"

"甲状腺功能低下的孩子长不高。"

您可能已经听过这些说法，家长们对孩子身高方面的知识懂得越来越多了！

一些慢性疾病和不良身体状况确实可能会对孩子的身高产生负面影响。如果不及时干预，这些疾病可能严重阻碍孩子的身高发育。本节将介绍影响身高的几种常见疾病，并提供一些预防和管理的方法，帮助您避免疾病对孩子身高的不良影响。

影响身高的常见疾病

1. 内分泌疾病

● 生长激素缺乏症：生长激素是促进骨骼生长的重要激素，生长激素缺乏会导致孩子身高增长缓慢甚至停滞。常见症状包括身材矮小、体重过轻和青春期延迟。

● 甲状腺功能减退：甲状腺激素对新陈代谢和生长发育至关重要，甲状腺功能减退会导致生长缓慢、疲劳和智力发育迟缓。

- 性早熟：性早熟会导致骨骺生长板过早闭合，缩短孩子的生长时间，影响最终身高。

2. 慢性疾病

- 过敏性皮炎：持续的皮肤瘙痒和不适会影响孩子的睡眠质量，间接影响生长激素的分泌和身高增长。

- 过敏性鼻炎：反复的鼻塞和打喷嚏会影响孩子的睡眠，长期下去会影响生长激素分泌，从而影响身高发育。

- 过敏性哮喘：长期大剂量使用糖皮质激素治疗哮喘可能会抑制生长激素的分泌，影响骨骼的正常发育。

- 肾病：慢性肾病会导致电解质失衡、营养不良和代谢紊乱，从而影响身高增长。

- 消化系统疾病：如慢性腹泻和腹腔疾病，这些疾病会导致营养吸收不良和慢性炎症，进而影响身高增长。

3. 骨骼疾病

- 佝偻病：维生素 D 缺乏导致的佝偻病会引起骨骼畸形和发育迟缓，影响身高。

- 成骨不全症：又称脆骨病，影响骨骼的形成和发育，导致身材矮小和骨折风险增加。

4. 感染性疾病

- 慢性感染：如反复呼吸道感染，会影响孩子的食欲和营养吸收，导致生长发育迟缓。

- 寄生虫感染：如蛔虫、钩虫等寄生虫感染，会引起营养不良和贫血，影响身高增长。

疾病对身高影响的机制

一般来说，急性疾病可能会导致体重下降，但对身高影响较小，而慢性疾病则会同时影响身高和体重。

1.营养不良：许多慢性疾病会影响孩子的食欲和消化系统功能，导致营养吸收不良，从而影响骨骼和肌肉的正常发育。

2.生长激素抑制：一些疾病和长期药物治疗会抑制生长激素的分泌，直接影响身高增长。

3.代谢紊乱：慢性疾病会导致体内代谢紊乱，影响骨骼健康和细胞分裂，进而影响身高。

4.睡眠质量差：疾病引起的身体不适和疼痛会影响睡眠质量，而良好的睡眠是生长激素分泌的关键因素。

疾病的预防和管理建议

1.定期体检和早期发现

● 定期体检：带孩子定期进行健康检查，及时发现和治疗潜在的疾病。

● 生长监测：定期测量孩子的身高和体重，绘制生长曲线，观察其生长发育情况。如果发现异常，应及时咨询医生。

2.合理饮食和营养补充

● 均衡饮食：为孩子提供丰富的蛋白质、维生素和矿物质，确保他们摄入足够的营养。

● 必要时使用补充剂：在医生建议下，适量补充维生素 D、钙和其他必需营养素。

3.科学管理疾病

● 规范治疗：对于患有慢性疾病的孩子，应遵照医生的治疗方案，按时服药，定期复查。

● 监控药物副作用：了解药物的潜在副作用，尤其是对生长发育的影响，及时与医生沟通调整治疗方案。

4. 心理支持和情感关怀

● 心理支持：帮助孩子建立积极的心理状态，减轻因疾病带来的心理压力。

● 情感关怀：给予孩子足够的情感支持和关爱，增强他们战胜疾病的信心。

5. 改善睡眠质量

● 睡眠环境：为孩子提供一个安静、舒适的睡眠环境，减少干扰。

● 睡前习惯：建立规律的睡前习惯，如洗澡、听故事等，帮助孩子放松。

● 药物干预：如果疾病导致了严重的睡眠问题，应在医生指导下使用适当的药物干预。

常见误区和纠正方法

● 误区：孩子生病是暂时的，不会影响长远身高。

● 纠正：一些慢性疾病和长期治疗会对身高产生长期影响，须及时干预和管理。

● 误区：只有生长激素缺乏才会影响身高。

● 纠正：多种疾病和因素都会影响身高，生长激素缺乏只是其中因素之一。

- 误区：疾病只会影响身体，不会影响心理。

- 纠正：疾病对心理健康的影响会间接影响生长发育，须重视心理支持。

特别提醒： 疾病对孩子的身高增长有着重要影响，家长应高度重视。通过定期体检和早期发现、合理饮食和营养补充、改善睡眠质量、科学管理疾病以及心理支持和情感关怀，您可以帮助孩子在面对疾病时依然尽量不影响生长发育，充分发挥其长高潜力。

第五章

各年龄段孩子身高增长的关注要点

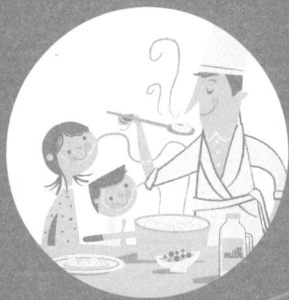

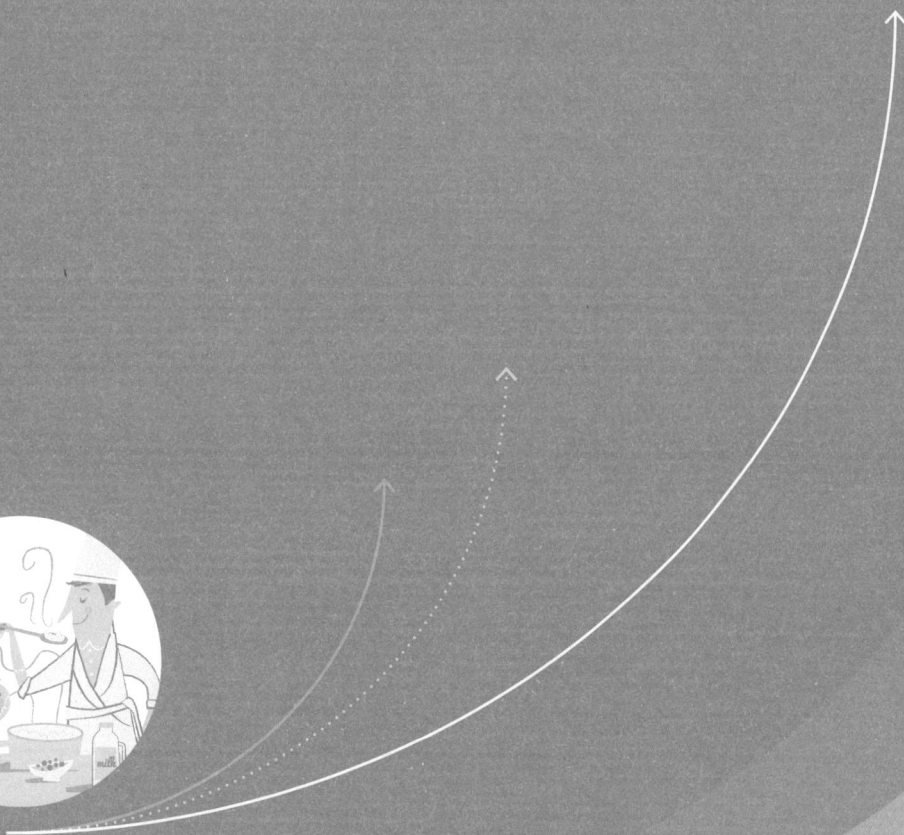

孩子的身高发育是一条不可逆转的单行线，每个阶段都至关重要。无论在哪个阶段未能实现理想的生长，都可能会对孩子的最终身高产生不利影响。因此，作为家长，关注并管理孩子各个年龄段的身高发育至关重要。

在本章中，我们将详细探讨孩子在各个年龄段的身高管理要点。无论是打好孕期的基础，还是科学管理婴幼儿期和儿童期的生长，甚至到青春期的身高冲刺，每个阶段的管理都直接关系到孩子的最终身高。通过本章的科学建议和实用指导，您将能更好地理解和帮助孩子长高，为他们的健康成长奠定坚实的基础。

一、身高增长的基本规律

> **诊室案例**：12 岁的小芳过去一年里身高增长了 8 厘米，目前已经 150 厘米了。医生通过骨龄检查判断，小芳的骨骺线 2 年后会闭合。小芳的妈妈兴奋地说："满足了，还能再长两年，一年 8 厘米，孩子就能达到 166 厘米了！"医生连忙解释道："孩子的身高并非匀速增长，最后这两年的生长速度会递减，总共可能再长五六厘米，最终身高预计在 160 厘米到 162 厘米之间。"听后，家长恍然大悟。

- 3 岁孩子身高不到 90 厘米，正常吗？
- 孩子 4 岁了，为什么身高没去年长得快？

● 儿子 14 岁，去年长了 10 厘米，今年咋才长 5 厘米，是不是出了什么问题？

作为家长，您是否也为以上问题而焦虑不安？

在临床工作中，我经常遇到一些家长带着类似的问题前来就诊。家长对有些问题其实不必过于担心，甚至无须专门去医院，但对有些问题则需要引起足够的重视。

孩子的身高增长是一个复杂且有规律的过程，不同年龄段的生长速度各不相同。了解这些基本规律，可以帮助您在不同阶段采取正确的措施，促进孩子的健康成长。

尽管孩子的长高受到遗传、饮食、睡眠、运动、情绪等多种因素的影响，但所有孩子的生长发育都遵循一些共同的规律，即连续性、非匀速性和阶段性。理解这些规律可以帮助您正确看待孩子的生长过程，科学管理孩子的身高，避免不必要的担忧。本节将介绍孩子身高增长的基本规律，包括孩子身高增长的三个时期、两个高峰期以及影响身高的主要因素。

孩子身高发育生长的三个时期

孩子的身高增长可以分为三个时期：婴幼儿期、儿童期和青春期。这三个时期的发育情况决定了孩子的最终身高。

第一个时期：婴幼儿期（第一个快速成长期）

婴幼儿期指 0 ～ 3 岁的阶段。这个时期是孩子身高发育的第一个时期，也是第一个快速成长期。宝宝出生时身高一般在 50 厘米左右，出生后的第一年，身高可增加 25 ～ 27 厘米，第二年增加 11 ～ 13 厘米，第三年增加 7 ～ 9 厘米。在这个阶段，营养和生长激素是影响孩子生长的关键因素。充足的蛋白质、维生素和矿物质摄入对于骨骼的快速生长至关重要。

在 0～3 岁这一阶段，您应确保孩子摄入足够的营养素。母乳喂养应尽可能持续到 1 岁以上，辅食添加要科学，逐步增加食物的种类和数量，保证孩子获得全面营养。例如，蛋黄、瘦肉、奶、鱼泥、豆腐、蔬菜泥等都是很好的选择，能提供丰富的蛋白质、维生素和矿物质。

这个时期生长的主要调控因素是营养和生长激素。

第二个时期：儿童期（平稳成长期）

儿童期指 3 岁到青春期前的阶段。这个时期是孩子身高发育的第二个时期。从 3 岁开始，孩子的身高增长速度慢了下来，进入稳定成长期。在这个阶段，孩子每年能长高 5～7 厘米，虽然这个阶段的生长速度较为平稳，但其持续时间长，对孩子的最终身高影响很大。这个阶段增长的身高占最终身高的35%～40% 左右。

在这一时期您应关注孩子的日常饮食和生活习惯，确保其摄入均衡的营养，特别是蛋白质、矿物质和维生素 D。同时，鼓励孩子进行适量的体育活动，如跳绳、跑步、游泳等，促进骨骼健康发展。此外，应确保孩子拥有充足的睡眠时间，以促进生长激素的正常分泌。您还需要定期监测孩子的身高，确保其每年的增长速度在正常范围内。

这个时生长的主要调控因素是生长激素和甲状腺激素。

第三个时期：青春期（第二个快速成长期）

青春期是孩子身高发育的第三个时期，也是最后一个快速增长期。青春期一般从性发育开始，一般女孩约在 9.5 岁，男孩约在 11.5 岁开始。到了青春期，由于生长激素的大量分泌，孩子的身高会出现一个快速增长的时期，然后出现减速直至骨骺线闭合停止生长。男孩在整个青春期身高增长 23～28 厘米；女孩整个青春期身高增长 20～25 厘米。女孩通常比男孩早两年开始快速生长，但男孩的生长期持续时间更长，所以男孩的最终身高通常比女孩更高。

在青春蹿个子期男孩每年可增长 7 ～ 10 厘米，女孩每年可增长 6 ～ 9 厘米，持续 1 ～ 3 年不等，然后进入减速期，再然后骨骺线闭合停止生长。

青春期增长的身高大约占最终身高的 15% ～ 20%，是决定成年后身高的最后一个关键时期。因此，您需要特别注意这一阶段孩子的身高增长情况，确保孩子有足够的蛋白质、维生素和矿物质等营养摄入和适量的户外运动，并尽可能保证孩子的睡眠质量。发现异常时应及时进行干预。

这个阶段生长的主要调控因素是生长激素和性激素。性激素在这个阶段起到了双刃剑的作用：一方面，它与生长激素协同作用，促进身高快速增长；另一方面，它又会加速骨骺生长板老化，最终导致骨骺线的闭合，使身高停止增长。

儿童身高增长的两个高峰期

从孩子身高增长的规律可以看出，儿童的身高增长有两个高峰期。第一个高峰期是 0 ～ 3 岁的婴幼儿期，第二个高峰期是青春期。第一个高峰期至关重要，因为它奠定了未来身高的基础。第二个高峰期则是决定成年后身高的关键时期。

在婴幼儿期如果长高受到影响，只要及时发现并纠正影响身高增长的因素，就还有追赶生长的机会。但青春期是孩子最后长高的机会，青春期晚期，骨骺线逐渐接近完全闭合，追赶生长受到限制。一旦错过这个增高的最后黄金时期，就再也没有长高的机会了。青春期孩子的生长受到各种因素的影响，比如学业压力、睡眠不足、青春期叛逆情绪不稳等，使得身高增长面临更多挑战。

那么，3 岁到青春期前的平稳成长期重不重要呢？既然前面提到了两个生长高峰期至关重要，那是不是只关注这两个生长高峰期就可以了？

在这里特别要提醒您的是，除了两个高峰期，3 岁到青春期前的平稳成长期也是非常重要的一个时期。因为这个时期长达七八年，对孩子总身高的贡献比青春期大，如果没有管理好，假如您的孩子比其他孩子每年少长 1 厘米，7

年下来就会落后 7 厘米，这对最终身高会有显著影响。成年后，对男生而言可能就是 170 厘米和 177 厘米的差别，对女生而言则可能就是 160 厘米和 167 厘米的差别。因此，在这个平稳增长期，您千万不能掉以轻心，除了做好日常营养、运动和睡眠的管理，一定要定期关注孩子的身高，定期监测，发现生长偏离，尽早干预。

家长们可能会纠结，怎么判断孩子身高长得好不好呢？首都儿科研究所统计发布的《0～18 岁儿童青少年身高、体重百分位数值表》目前被医学界广泛使用，从此表中可以看出不同年龄段孩子身高的年平均增速。想知道孩子长得好不好，和同龄、同性别孩子的平均水平对比是一种比较客观的评估方式。表 5-1 是根据其制作的中国儿童不同年龄的身高平均增速参考表，可供参考。

表 5-1　中国儿童不同年龄的身高平均增速参考表

年龄（岁）	年平均增速（cm/ 年）	
	男孩	女孩
0～1	26.1	25.3
1～2	12	12.2
2～3	8.3	8.4
3～4	7.3	7.5
4～5	7.2	7.1
5～6	6.4	6.4
6～7	6.3	5.9
7～8	6	6
8～9	5.4	5.6
9～10	4.8	6
10～11	5.1	6.5
11～12	6.6	5.8
12～13	7.6	3.9
13～14	6.4	2.3
14～15	3.9	1.2
15～16	18	0.3
16～17	0.7	0.2
17～18	0.4	0.3

数据统计来源：首都儿科研究所统计发布的《0～18 岁儿童青少年身高、体重百分位数值表》

不同年龄段孩子身高的年平均增速不同，总体分为 3 个发育见表 5-2：

表 5-2　中国儿童 3 个发育时期身高总增长量（均值）

发育阶段	身高发育特点	年龄区间		阶段身高总增长量（均值）	
		男孩	女孩	男孩	女孩
婴幼儿期	快速增长	0 ～ 3 岁	0 ～ 3 岁	46.4cm	45.9cm
儿童期	平稳增长	3 ～ 约 11.5 岁	3 ～ 约 9.5 岁	51.6.cm	41.6cm
青春期	快速增长—减速—停止	约 11.5 岁 ～ 青春期结束	约 9.5 岁 ～ 青春期结束	24.3cm	23.4cm

数据统计来源：首都儿科研究所统计发布的《0 ～ 18 岁儿童青少年身高、体重百分位数值表》

都说青春期是"蹿个子"的黄金期，但也别小看了平稳发育的儿童期，这一阶段的身高总增长量占总身高的比例其实很大，一旦前期落后，后面也很难追上来。

> **小贴士**：孩子的身高增长有三个时期，每个时期都至关重要，一旦某个时期的身高增长落后，后期追赶并不容易。在每个时期，家长都需要科学管理，提供充足的营养，保障良好的睡眠和适量的运动，确保孩子的健康成长。如果您发现孩子的生长速度异常，应及时寻求专业医疗帮助，以确保孩子能够发挥其最佳长高潜力。

接下来我们将探讨从母亲孕期到停止生长不同阶段的注意事项。

二、孕期关注要点

诊室案例：听说身高管理越早开始越好，因此小丽的妈妈在备孕期间就开始注重饮食和生活习惯，克制自己对甜食的喜好，也不再允许丈夫去喝酒应酬。当得知自己怀孕后，更加注意补充足够的叶酸、钙和铁，定期进行适量的运动，并保证充足的睡眠。这一切为宝宝未来的身高增长打下了坚实的基础。

小丽出生时身长51厘米，体重3.3公斤，都在正常范围内，宝宝健康有活力。

孕期是孩子生命旅程中非常关键的一个阶段，这一阶段的关注和努力，会在孩子未来的成长过程中显现出显著的效果。

- 吃少了担心营养不够影响胎儿发育。

- 吃多了担心营养过剩对自己和胎儿不利。

- 运动少了担心身体健康。

- 运动多了担心对胎儿有影响。

- 胎儿太小了闹心，胎儿太大了也闹心。

为了宝宝未来的健康，到底该怎么做呢？

经常有人问，孩子的身高管理从什么时候开始合适？我们家孩子10岁了，现在开始身高管理晚不晚？我回答说，越早越好，从您有身高管理意识的那天起开始，只要孩子的骨骺线还没有闭合，今天开始就比明天强。我常常说，就像有人想戒烟，经常问："我都抽了几十年烟了，现在戒烟还来得及吗？"我说来得及，今天行动就比明天行动强。严格来说，身高管理从备孕期就应该开始。

本节将探讨孕期需要关注的要点，帮助准妈妈们为孩子的健康成长打下坚实的基础。

孕期的饮食建议

孕期的饮食应当均衡且富含营养，特别是要确保足够的叶酸、钙、铁、蛋白质、维生素 D 以及碘的摄入。这些营养素对于胎儿的发育至关重要。

1. 补充叶酸：叶酸是胎儿神经管发育的必需营养素，有助于预防神经管缺陷。建议每日补充 400 ～ 600μg（即微克）的叶酸。叶酸的主要食物来源包括菠菜、芦笋、柑橘类水果和豆类等。

2. 补充钙：钙是胎儿骨骼和牙齿发育的关键营养素。孕期每日需要摄入约 1000mg（即毫克）的钙。钙的主要食物来源包括牛奶、酸奶、奶酪、豆腐和绿叶蔬菜。

3. 补充铁：铁是预防孕期贫血的重要元素，对胎儿的脑部发育也至关重要。建议每日补充 27mg 的铁。铁的主要食物来源包括红肉、禽肉、鱼类、豆类和强化谷物。

4. 保证蛋白质摄入：蛋白质是促进胎儿细胞和组织生长的重要成分。优质蛋白质来源包括瘦肉、鱼、蛋、豆类和乳制品等。

5. 保证维生素 D 获得：维生素 D 有助于钙的吸收，促进胎儿骨骼发育。维生素 D 可以通过晒太阳和食用富含维生素 D 的食物（如鱼肝油、鸡蛋）来获得。

6. 保证碘摄入：碘对胎儿的大脑发育非常重要。碘盐、海鲜和乳制品是良好的碘来源。

食谱示例

- 早餐：燕麦粥、煮鸡蛋、牛奶

- 午餐：烤鸡胸肉、菠菜沙拉、糙米

- 晚餐：三文鱼、蒸西兰花、土豆泥

- 零食：坚果、酸奶、水果

孕期的运动建议

1. 适量运动：适量的运动有助于增强体质，提升分娩过程中的体力，也有助于控制体重。推荐的运动包括孕妇瑜伽、散步和游泳。每周进行 3 ～ 4 次，每次 30 分钟左右的运动是理想的选择。

2. 注意安全：孕期运动应避免剧烈运动和高风险活动，如跳跃、跑步和举重等。运动时要注意保持身体平衡，避免摔倒和受伤。

孕期的体重管理

合理的体重增长有助于胎儿的健康发育。过快或过慢的体重增长都可能带来不良后果，如妊娠糖尿病、高血压等问题。

根据孕妇的起始体重不同，整个孕期适宜的体重增长范围也不同。一般而言，BMI 在 18.5 ～ 24.9 之间的健康女性在整个孕期应增重 11.5 ～ 16 公斤。

孕期的睡眠建议

1. 充足的睡眠

孕妇需要充足的睡眠来支持身体的变化和胎儿的发育。建议每天睡眠时间为 7 ～ 9 小时。

2. 睡眠姿势

左侧卧位是最推荐的睡眠姿势，有助于把血液和营养物质输送到胎盘。应避免仰卧和右侧卧位，这两种睡姿可能会对胎儿的供血产生影响。

3. 创造良好的睡眠环境

保持卧室温度适宜、安静和舒适，使用舒适的枕头和床垫，有助于提高睡眠质量。避免在睡前饮用含咖啡因的饮料和进行刺激性的活动。

定期进行产前检查

定期进行产前检查是确保母婴健康的关键。通过产检，医生可以监测胎儿的生长发育情况，及时发现和处理潜在的问题。

检查项目包括血压测量、尿液分析、血液检查等，晚期还需监测胎动及进行超声波检查等。

避免有害物质

孕期应完全戒烟戒酒，避免接触二手烟和其他有害物质。也应减少咖啡因摄入。

保持良好的心态

孕期保持良好的心态非常重要。准妈妈应积极调整情绪，避免过度焦虑和压力。可以通过阅读、听音乐、冥想、瑜伽等方式放松心情。

与家人朋友交流分享感受也有助于缓解焦虑。

控制疾病

一些慢性疾病（如高血压、糖尿病等）需要在孕期特别关注。孕妇应在医生的指导下进行疾病管理，避免对胎儿产生不良影响。

未经医生同意不要随意服用药物，即使是非处方药。

另外，孕期要注意预防常见的感染性疾病，比如流感、风疹等，这些疾病可能会对胎儿造成伤害。

应在孕前或孕期接种必要的疫苗，如流感疫苗、风疹疫苗等。

小贴士: 通过均衡的营养摄入、定期产检、适度运动、戒烟戒酒和保持良好的心理状态，准妈妈们可以为孩子的健康成长打下坚实的基础。了解和遵循这些孕期关注要点，家长们可以更科学地管理孕期健康，为孩子的未来健康和身高发育提供最佳的条件。

三、婴幼儿期：0~3岁身高管理关注要点

诊室案例: 小刚出生时身长50厘米，1岁时身高77厘米，2岁时身高90厘米，3岁生日时身高达到了99厘米。在0~3岁的关键期内，小刚实现了最佳的身高增长。每次体检时，医生都对小刚的发育情况给予充分肯定，小刚的妈妈也因此感到非常欣慰。

小刚父母把孩子喂养得这么好，到底是如何做的呢？

"出生时宝宝长得挺好的，体重身长都正常，怎么后来越长越慢？"

"到了幼儿园一比才发现我们孩子比同龄儿都矮。"

"孩子吃东西总是很挑剔，不吃鸡蛋、不吃蔬菜……"

这些0~3岁孩子的身高问题常常让家长们感到困惑和焦虑。

0~3岁是孩子身高发育的第一个关键期，也是快速成长期。这一阶段孩子的身高增长非常迅速，是奠定未来身高基础的黄金时期。本节将详细介绍0~3岁孩子身高增长的特点，并提供科学的育儿建议，帮助您在这一关键时期做好孩子身高管理。

营养与饮食管理

婴幼儿期的营养是影响身高增长的关键因素。以下是具体的营养管理建议。

1. 母乳喂养

母乳是婴儿最理想的营养来源，富含孩子生长所需的所有营养素及抗体，可以增强宝宝的免疫力。

建议母乳喂养至少持续到 1 岁，如果条件允许，可以继续母乳喂养至 2 岁。如果母乳不足或无法母乳喂养，可以选择营养均衡的婴儿配方奶粉。

2. 辅食添加

从 6 个月开始逐步添加辅食，以补充母乳不足情况下的营养需求。

辅食应从单一到多样，从稀到稠，从少到多，循序渐进，逐步增加食物的种类和数量，确保孩子获得全面的营养。

食谱示例

- 6 个月开始：可食用米糊、蔬菜泥（如胡萝卜泥、南瓜泥）、水果泥（如苹果泥、香蕉泥）。

- 7 ～ 9 个月：可食用瘦肉泥、鱼泥、豆腐、蛋黄，保证蛋白质的摄入。

- 10 ～ 12 个月：可食用小块的鸡肉、牛肉、鱼肉，切碎的蔬菜，小块水果。

1 ～ 3 岁：确保每日三餐均衡搭配，早餐可以是燕麦粥配水果，午餐和晚餐可以选择米饭或面条配上蔬菜和肉类。

- 保证每天 500 ～ 800ml 奶的摄入

婴幼儿睡眠管理

生长激素主要在深度睡眠时分泌，因此保证充足的睡眠时间和良好的睡眠质量至关重要。

推荐睡眠时间表

● 0 ～ 3 个月：每天需要 14 ～ 17 小时的睡眠，不分昼夜。

● 3 ～ 6 个月：每天大约需要 14 ～ 15 小时的睡眠，白天 3 ～ 4 次小睡，每次 1 ～ 2 小时。

● 6 ～ 12 个月：每天需要 12 ～ 14 小时的睡眠，白天 2 ～ 3 次小睡，每次 1 ～ 2 小时。

● 1 ～ 3 岁：每天需要 11 ～ 14 小时的睡眠，白天 1 ～ 2 次小睡，每次 1 ～ 2 小时。

睡眠环境

保持睡眠环境安静、舒适，温度适宜。使用舒适的婴儿床和床垫，有助于提高宝宝的睡眠质量。

尽量避免在睡前进行刺激性的活动或让孩子饮用含糖饮料。

培养良好的睡眠习惯

建立固定的睡前程序，如洗澡、换尿布、唱摇篮曲、阅读故事书等，帮助孩子进入睡眠状态。

鼓励孩子自己入睡，不要过度依赖抱睡、拍睡等安抚方式，培养孩子的自我安抚能力。

运动与活动管理

适量的运动和活动有助于孩子的骨骼和肌肉发育。

● 婴儿期：每天进行适量的俯卧练习（趴着玩），有助于增强颈部和背部肌肉，促进运动技能的发展。

● 幼儿期：鼓励孩子进行爬行、站立、走路等活动，逐步增强四肢和躯干的力量。

● 户外活动：尽可能多地让孩子参与户外活动，如在草地上玩耍、进行简单的球类游戏等。户外活动有助于孩子接触阳光，促进维生素 D 的合成。家长与孩子一起参与活动，如跳舞、模仿游戏等，既能提升亲子关系，又能锻炼孩子的身体。

生长监测

● 定期测量：建议每个月测量一次宝宝的身高和体重。

● 描绘生长曲线图：在网上下载一个儿童生长标准曲线图模板，然后打印出来。以孩子的年龄为横坐标，对应的身高为纵坐标，家长可以依据测量的数据在图中标注点位，将点位连成线，就是孩子自己的生长曲线了。家长们一定要定期规律记录（比如每 3 个月记录一次），如果隔很长时间才测量一次，会导致数据点太少，生长曲线的转折波动大，难以正确判断孩子的生长趋势。

● 判断孩子生长是否正常：通过观察生长曲线的变化，可以判断宝宝的生长是否正常。如果发现宝宝的生长速度明显放缓或有其他健康问题，应及时咨询儿科医生或儿童生长发育专家。

正常情况下，孩子的生长曲线，在一条参考曲线附近或在两条曲线之间，呈现逐渐增长趋势，大致平行于参考曲线，这样的生长发育便是基本正常的，继续监测就好。

孩子的发育不是匀速的，且呈季节性特点，有短期的小波动属于正常现象，家长不用过于担心。如果孩子的生长曲线突然"大起大落"，明显偏离原来的曲线，就提示出问题了。

突然明显升高，提示可能出现性早熟等内分泌系统疾病；明显放缓，说明孩子出现发育迟缓，需要及时去医院就诊。

及时就诊

如果孩子的身高曲线一直处于 P3 及以下，说明处于矮小水平，家长需要带孩子及时去医院就诊。

如果孩子的身高曲线一直处于 P3 ～ P25 之间，说明身高偏矮，需要家长积极进行生活方式干预或去医院就诊。

安全与防护

0 ～ 3 岁的孩子好奇心强，但缺乏自我保护意识，家长需要确保孩子在安全的环境中成长，确保家中没有尖锐的边角，避免孩子摔倒受伤。

使用安全门栏和插座保护盖等防护措施。户外活动时，为孩子涂抹防晒霜，穿戴合适的帽子和衣物，防止紫外线伤害。

疾病预防

预防和控制常见病，避免反复感染和慢性疾病对孩子生长发育的影响。

按时接种疫苗，预防传染病。

保持良好的卫生习惯，定期清洗和消毒婴儿用品，防止病菌感染。

心理关爱

除了身体健康，心理健康对孩子的整体发育也至关重要。

家长应多抚触孩子，给予足够的关爱和陪伴，创造安全、温暖的家庭环境，帮助孩子建立安全感和信任感。

0 ～ 3 岁身高管理特别注意事项

在 0 ～ 3 岁这一关键的身高发育期，家长需要特别注意以下五个不要：

1. 不要过度喂养：不要因为溺爱而过度喂养，导致孩子营养过剩或肥胖。

应适量喂养，关注孩子的饱腹感和食量需求，保持健康的体重增长，并逐渐培养孩子自主进食的好习惯。

2. **不要给孩子穿衣过多**：避免因穿衣过多导致孩子过热出汗后着凉感冒。根据室温合理穿衣，保持孩子的舒适度。

3. **不要摇晃孩子入睡**：摇晃孩子入睡会导致孩子依赖摇晃才能入睡。应培养孩子自主入睡的能力，养成良好的睡眠习惯。同时，不要因为家长忙碌而让孩子养成晚睡的习惯。保持规律的作息时间，确保孩子有充足的睡眠。

4. **不要让孩子过早过多接触电子设备**：这不仅影响视力，还会减少他们的活动时间。应多鼓励孩子进行户外活动和游戏，从小培养运动的习惯。

5. **不要忽视孩子的运动需求**：鼓励孩子进行适量的运动和活动，如爬行、站立、走路等，促进骨骼和肌肉的健康发育。

四、儿童期：3 岁至青春期前身高管理关注要点

诊室案例：7 岁的小华即将上小学，爷爷很宠爱他，期盼他长个大高个儿，每顿饭都让他吃很多，还经常给他买零食。虽然小华看起来胖墩墩的，体重增加了不少，但身高却不见长。在科研院所工作的父母意识到这种情况不太对，于是开始调整他的饮食，严格控制他对垃圾食品的摄入，鼓励他进行更多的户外活动，并且严格督促他按时睡觉。随着时间的推移，小华的体重逐渐恢复到正常水平，身高的生长速度也有所改善。

"孩子正在长个子，就应该多吃嘛！"

"现在胖点，再大点长开了就没事了。"

"水果、酸奶都是好东西，让孩子多吃！"

您是否也曾有过这些想法？

儿童期孩子的身高增长速度相对稳定。虽然生长速度不如婴幼儿期快，但

这一阶段的身高管理对孩子的长远生长发育具有重要影响，同时这一阶段也是孩子性格形成的关键时期。科学管理营养、运动、生活习惯和心理健康，可以为孩子的身高增长提供良好条件。

营养管理

对于儿童期营养管理，可参照本书第四章第二节"饮食：怎样吃有利于长高"的相关内容，在此不再赘述。

避免营养误区

虽然孩子在长个子，所需的营养较多，但也并不是吃得越多越好。过量饮食容易导致超重甚至肥胖，而儿童肥胖可能对身高增长产生不利影响。研究表明，有一半以上的儿童肥胖会持续至成人期，这不仅影响外貌，还会增加成人期患心血管疾病、糖尿病等慢性病的风险。

此外，水果、酸奶等虽然是公认的健康食品，但它们含有不少糖分。如果让孩子每天大量摄入，也会增加肥胖的风险。家长在选择食物时应注重适量，帮助孩子养成健康的饮食习惯。

记住，孩子的成长并不是"吃得多就长得快"，而是要科学、均衡地吃，才能为健康成长打下良好基础。

食谱示例

早餐：牛奶＋鸡蛋＋全麦面包＋水果。

午餐：糙米饭＋瘦肉＋绿叶蔬菜。

晚餐：鱼肉＋全麦馒头＋蒸西兰花。

零食：坚果、酸奶、水果。

睡眠管理

充足的睡眠仍然是这个阶段孩子生长发育的重要因素。

1. 睡眠时间

● 3 ～ 6 岁儿童每天需要 10 ～ 13 小时的睡眠。

● 6 ～ 12 岁儿童每天需要 9 ～ 11 小时的睡眠。

2. 推荐睡眠时间表

● 3 ～ 6 岁：晚上 8：30 入睡，早上 7：00 起床，中午 12：30 ～ 14：30 午休。

● 6 ～ 12 岁：晚上 9：00 入睡，早上 7：00 起床，中午 12：30 ～ 13：30 午休。

3. 睡眠环境

提供一个安静、舒适、无干扰的睡眠环境，减少电子设备的使用，特别是在临睡前。

4. 建立放松的睡前仪式

如阅读故事书、听轻音乐等，有助于孩子安心入睡。

运动管理

1. 运动时间与频率：适量运动对孩子的骨骼发育和身高增长至关重要。研究表明，在有效运动 20 ～ 30 分钟后，孩子体内的生长激素分泌会达到高峰，这对促进身高增长极为有益。建议每天至少进行 30 分钟的运动，年龄较大的孩子最好运动 60 分钟以上。

在运动 30 分钟后，身体的糖原储备会逐渐减少，开始消耗体内脂肪，这不仅会帮助控制体重，还能预防儿童肥胖。因此，合理安排运动时间和强度，不仅对身高增长有帮助，还能改善身体代谢，保持健康体形。

2. 推荐运动项目：适合孩子的运动项目有很多，关键是要根据孩子的兴趣和体能水平进行选择。以下是一些推荐的运动——

- **跳绳**：跳绳是一种简单而高效的运动，特别适合学龄期儿童，既能增强骨密度，又能提高协调性和灵活性。

- **跑步**：跑步不仅是全身锻炼的好方式，还能提高心肺功能，帮助维持体重。

- **篮球**：篮球是一项集力量、速度、耐力训练于一体的运动，有助于拉伸肌肉和骨骼，促进身高增长。

- **游泳**：游泳对关节的压力较小，同时能锻炼到全身肌肉，是一种非常适合孩子的全身性运动。

- **骑自行车**：骑车能锻炼下肢力量和耐力，也是家庭活动中的一种好选择。

这些运动项目不仅能帮助孩子增长身高，还能锻炼他们的心肺功能和肌肉协调性。

3. 减少静坐时间：在促进孩子运动的同时，也要注意减少静坐时间，尤其是长时间使用电子设备的时间。对于学龄期儿童，每天使用屏幕的时间最好限制在 2 小时以内，且越少越好。过多的静坐时间不仅会影响孩子的运动量，还可能导致体重增加，甚至对视力和注意力产生不利影响。

4. 团队运动的益处：团队运动不仅能够锻炼孩子的身体，还能培养他们的社交技能、团队合作精神和自信心。像篮球、足球等团队项目，通过与同伴的互动，孩子能够学会合作、沟通以及共同解决问题。此外，这类运动还能增强孩子的责任感和纪律性，帮助他们在成长过程中形成良好的性格和社会适应能力。

5. 家庭运动与互动：与孩子一起参与家庭运动也是一种增进亲子关系的好方法。家庭运动会、徒步旅行等活动不仅能帮助孩子保持健康，还能加强家庭的凝聚力。家长可以在周末安排一些全家参与的运动项目，比如一起骑车、徒步、打球等，这不仅能丰富孩子的运动种类，还能增加他们的运动乐趣。

生长监测

对儿童期孩子的生长监测与对婴幼儿期孩子的生长监测方式基本相同，参照上一节执行即可。如孩子身高增长偏离正常趋势过大，则需格外注意。

及时就诊

如果孩子的身高曲线一直处于 P3 及以下，说明处于矮小水平了，这时家长需要带孩子及时去医院就诊。

如果孩子的身高曲线一直处于 P3 ~ P25 之间，说明身高偏矮，家长需要积极干预或去医院就诊。

心理关爱

从 3 岁到青春期前，孩子的自我意识开始逐渐形成，这一阶段不仅是身体发育的关键期，也是心理发展和情感需求逐步增加的时期。家长在关注孩子身高增长的同时，也要重视孩子的心理健康和情绪管理。良好的心理关爱可以为孩子的整体成长奠定坚实基础。

1. 情绪管理与表达：儿童期的孩子在情绪表达上开始变得更复杂，他们可能会经历焦虑、愤怒、失望等各种情绪变化。孩子们往往还不能完全理解或管理这些情绪，这时家长的引导尤为重要。

● 耐心倾听：当孩子表达情绪时，家长要保持耐心，给予充分的关注。让孩子感受到他们的情绪是被理解和接纳的，这有助于培养孩子的自信心和安全感。

● 引导表达：帮助孩子学会通过语言，而不是通过哭闹或过激行为表达自己的情感。家长可以通过提问来引导孩子表达："你为什么生气？""这件事让你觉得难过吗？"

● 情绪调节技巧：家长可以教孩子一些简单的情绪调节技巧，如深呼吸、画画、听音乐等，让他们学会如何自我安抚和放松。

2. 培养自信与独立性：儿童期前是孩子自我意识增强的阶段，他们开始逐渐意识到自己的能力和价值。这个时期的孩子对表扬和肯定非常敏感，因此家长的鼓励和支持对他们建立自信尤为重要。

● 给予适当的选择权：家长可以让孩子在一些日常活动中做出小决定，如选择今天穿什么衣服，或决定晚餐吃什么。这些选择虽然简单，却能帮助孩子培养独立性和责任感。

● 鼓励探索与尝试：鼓励孩子尝试新事物，哪怕他们暂时无法完全掌握，也要对他们的努力给予积极的反馈。通过不断的探索，孩子会逐渐建立自信心并感受到成就感。

● 避免过度保护：家长应避免过度干涉孩子的日常活动，尽量让他们在安全的范围内尝试独立完成任务，这有助于孩子学会解决问题并为自己的选择负责。

3. 社交能力的培养：这一阶段的孩子开始与同龄人建立更密切的社交关系。良好的社交技能对孩子的情感发展和心理健康有着积极的影响。家长可以通过以下方式帮助孩子建立和维护良好的社交关系——

● 鼓励与同伴互动：家长可以安排孩子参加一些集体活动或游戏，让他们有机会与同龄人互动。通过与其他孩子的交往，孩子可以学习合作和分享。

● 学习解决冲突的方法：在与同龄人的互动中，孩子难免会遇到冲突或不愉快。家长可以通过示范或引导，教孩子如何用适当的方式表达不满并解决问题，而不是通过争吵或暴力行为解决问题。

● 增强社交信心：当孩子在社交场合表现出积极的行为时，家长应及时表扬和肯定，让他们感受到自己的社交能力正在逐步提升。

4.培养自律性与良好的生活习惯：从小培养孩子的自律性和良好的生活习惯，将为他们未来的学习和生活打好基础。家长可以通过设定规则和建立常规来帮助孩子形成自律意识。

● 建立规律作息：保持固定的时间起床、吃饭和睡觉，有助于孩子养成健康的生活习惯，并提高他们的自我管理能力。

● 制定小任务：为孩子设定一些简单的任务，如整理玩具、摆放餐具等，帮助他们从小培养责任心和自律性。

● 引导坚持：当孩子遇到困难或想放弃时，家长可以通过鼓励和支持，教导他们坚持完成任务，享受价值感和成就感。

5.心理支持与情感依赖：在儿童期孩子的心理发展过程中，家长的关爱和陪伴对他们来说是非常重要的情感支柱。孩子在这一阶段往往会表现出对家长的高度依赖，家长需要通过耐心的陪伴与关爱，帮助孩子建立安全感和信任感。

● 给予充分的关注：日常生活中，家长应多抽出时间与孩子交流、玩耍，增强亲子之间的情感联结，让孩子感受到来自父母的关爱。

● 正面引导情绪：孩子在面对挫折或不良情绪时，家长的安慰与正面引导可以帮助他们重新建立信心，并从中学会如何面对挑战。

● 建立信任感：通过言行一致、理解孩子的情感需求，家长可以在孩子心中建立起稳固的信任感，让孩子知道他们遇到任何问题时，都可以依靠父母的支持。

预防疾病

儿童期的孩子免疫系统还在发育中，您需要采取措施预防常见的儿童疾病。按照国家推荐的免疫接种计划，确保孩子按时接种疫苗。

应教育孩子养成良好的个人卫生习惯，如勤洗手、咳嗽和打喷嚏时遮住口鼻等。保持家中清洁卫生，避免孩子接触到有害物质和过敏原。

关注要点

● 确保获得足够的蛋白质、维生素和矿物质等营养物质，控制体重，避免肥胖。

● 鼓励孩子进行适量的运动和活动。

● 建立规律的睡眠模式，保证有足够的深度睡眠时间。

● 关注体重和身高增长曲线，发现偏离，及时就诊。

● 培养每日喝奶的好习惯。

3 ～ 9 岁孩子家长需要特别注意以下几个不要：

● 不要让孩子吃太多高糖、高脂肪和油炸食物。

● 不要给孩子报太多的课外学习班，确保孩子有充足的时间玩耍和运动。

● 不要让孩子有晚睡的习惯。保持规律的作息时间，确保孩子每天有 10 ～ 13 小时的睡眠。

● 不要让孩子长时间使用电子设备。

● 不要忽视培养孩子对运动的兴趣，运动对孩子的骨骼和肌肉发育至关重要。

五、青春期身高管理关注要点

诊室案例：小杰在 12 岁时进入了青春期，父母注意到他和以往有很多不同，食量大增，体重增加明显，身高增长变得更加迅速，性格也发生了变化，不像以前那么爱交流了。父母意识到他们要面对孩子的青春期挑战了，具体该如何做呢？小杰的父母和医生沟通后，意识到了孩子青春期身高管理的重要性，他们开始更关注他的营养摄入、运动和睡眠质量。经过几年的科学管理，小杰的身高增长潜力得到了充分发挥，他的身高达到了家族中的最高水平。妈妈说她每天看见家里进进出出的儿子，比他爸爸高一头，阳光帅气，很是欣慰。小杰的例子告诉我们，通过细心的照顾和科学的管理，孩子在这一阶段可以获得最佳的生长条件，为未来的健康成长打下坚实基础。

- 女孩比男孩早 2 年停止长高。

- 不是整个青春期都在蹿个子的。

- 肥胖孩子有可能更早停止长高。

作为家长，您了解这些吗？

青春期是孩子成长过程中的一个重要转折点，这段时间内孩子经历着快速的身体变化，包括身高和体型的变化。青春期的孩子在身高管理上需要特别关注饮食、运动、睡眠、心理健康等方面，以确保他们能够健康成长。接下来，我们将探讨青春期身高增长的特点和关注要点，帮助孩子在青春期实现最佳的身高增长。

营养管理

青春期的快速生长需要充足的营养支持。

青春期的孩子正处于快速成长期，营养摄入对他们身高增长和整体健康至关重要。应确保孩子的饮食均衡，摄入足够的蛋白质、维生素和矿物质。

食谱示例

- 早餐：牛奶＋鸡蛋＋全麦面包＋香蕉。

- 午餐：糙米饭＋牛肉＋炒菠菜。

- 晚餐：瘦肉汤＋蒸蔬菜＋全麦馒头。

- 零食：坚果、酸奶、水果等。

运动管理

适量的运动对于青春期孩子的骨骼发育和身高增长非常重要。鼓励孩子参与户外活动，如跑步、骑自行车、游泳等，有助于增强体质并促进骨骼生长。

1. 运动建议

● 每日运动：每天进行至少 30 分钟的中到高强度的体育锻炼，推荐的运动包括篮球、排球、跳绳和游泳。

● 强健骨骼的运动：跳跃类运动（如篮球和跳绳）对骨骼生长有积极作用，建议每周进行 2 ～ 3 次。

2. 日常运动计划

● 每天放学后进行 30 分钟的户外活动或体育锻炼。

● 周末参加团队运动或户外探险活动。

睡眠管理

青春期的孩子需要充足的睡眠来支持快速的生长和发育。充足的睡眠有助于生长激素的分泌，促进骨骼发育。应建立固定的睡眠时间表，确保孩子每天有足够的睡眠时间。

推荐睡眠时间表如下——

● 9 ～ 10 岁：每天需要 10 ～ 12 小时的睡眠，晚上建议 21：30 前入睡，早上 7 点起床。午休 30 分钟至 1 小时。

● 11 ～ 14 岁：每天需要 8 ～ 10 小时的睡眠，晚上建议 22：00 前入睡，早上 7 点起床。午休 30 分钟至 1 小时。

● 15 岁以上：每天需要 7 ～ 9 小时的睡眠，晚上建议 22：30 前入睡，早上 6 ～ 7 点起床。午休 30 分钟至 1 小时。

此外，应提供一个安静、舒适、无干扰的睡眠环境，减少电子设备的使用，尤其是在睡前。

监测生长

参照上一节继续执行即可。

心理关爱

青春期是孩子从儿童向成人过渡的关键阶段，伴随着身体的迅速发育，心理上也会经历巨大变化。家长在关心孩子身体发育的同时，也不能忽视他们的心理需求和情绪管理，因为心理健康对孩子的整体发育起着至关重要的作用。

1. 情绪波动的管理：青春期的孩子情绪波动较大，这通常是因为荷尔蒙的变化和自我意识的觉醒所导致的。孩子可能会表现出易怒、焦虑、烦躁，甚至抑郁的倾向。作为家长，最重要的是对孩子的情绪变化保持敏感，不要轻易指责或否定他们的感受，而应以理解和包容的态度来面对。

家长可以通过以下方式帮助孩子管理情绪——

● 倾听和共情：孩子在情绪激动时，家长应耐心倾听，避免过早打断或做出评判，让孩子感受到被理解和接纳。

● 鼓励表达：引导孩子健康地表达情绪，比如通过日记、绘画等方式发泄情绪，避免用过激行为解决问题。

● 提供冷静空间：如果孩子情绪激动，建议给他们一些独处时间，让他们有机会冷静下来，重新整理思绪。

2. 自尊与自信的培养：青春期的孩子对自我形象和外貌非常敏感，尤其是身体的变化可能会让他们产生自卑或自我怀疑的情绪。因此，家长应帮助孩子建立健康的自我认同感，增强他们的自信心。

● 给予积极肯定：家长应多赞美孩子的优点，避免过度批评，让他们意识到自己的价值不仅仅体现在外貌上，更在于性格、才华和努力。

● 鼓励自我提升：引导孩子在学业、兴趣爱好等方面找到自我价值感，让他们通过努力看到自己的进步，从而增强自信心。

● 避免对比：青春期的孩子容易与同龄人比较，家长应避免将孩子与他人对比，特别是在身高、外貌或学业方面，避免给孩子带来不必要的压力。

3. 独立性与责任感的培养：青春期的孩子逐渐希望摆脱父母的控制，追求更多的独立性。这是正常的心理发展现象，家长应理解并适当引导，给予孩子一些自主权，同时帮助他们学会对自己的选择负责。

● 给予适当的空间：家长可以逐渐减少对孩子日常生活的干涉，允许他们在某些事情上自行决策，如学习计划、朋友交往等，这种方式可以帮助孩子培养独立思考和自我管理能力。

● 培养责任感：在赋予孩子独立的同时，家长也要引导他们承担相应的责任，通过让孩子参与家庭事务、制订学习计划等方式，帮助他们认识到自己的行为会带来后果，从而培养责任感。

● 鼓励解决问题：当孩子遇到困难时，家长可以给予支持，但不要急于提供解决方案。引导孩子通过自己的努力解决问题，增强他们的自信和独立性。

4. 友谊和社交关系：青春期孩子的社交圈往往会扩大，他们会越来越依赖朋友的支持，同时也会面临同伴压力。家长应关注孩子的社交关系，帮助他们建立健康的友谊，避免陷入不良的社交圈。

● 鼓励积极社交：家长可以鼓励孩子参与团队活动、社团或体育运动，这有助于培养他们的社交技能和团队合作意识。

● 关注同伴压力：青春期的孩子容易受到同伴影响，家长应引导他们学会拒绝不良行为的诱惑，并帮助他们辨别真正的友谊和有害的社交关系。

● 保持开放的沟通：与孩子保持良好的沟通，让他们感受到家长是可以信赖的支持者，这样他们遇到问题时才愿意向家长寻求帮助。

5. 关注心理健康：如果发现孩子有长期的情绪低落、焦虑、孤独或其他不良情绪表现，家长应及时关注，并在必要时寻求专业心理帮助。青春期的孩子正处于心理发展的敏感期，适当的心理疏导和专业干预可以帮助他们更好地度过这一过渡期。

疾病预防

- 疫苗接种：按时接种疫苗，预防常见传染病。
- 健康监测：注意孩子的健康状况，及时发现和处理可能的健康问题，如呼吸道感染、胃肠道问题等。

关注要点

- 确保获得足够的蛋白质、维生素和矿物质等营养物质。
- 保证充足的睡眠时间。
- 关注体重，不要增加过快。
- 关注孩子骨龄。

特殊关注点

1. 性发育标志：男孩和女孩在青春期的性发育标志各不相同，如女孩的乳房发育、月经初潮，以及男孩的声音变粗、睾丸增大等。这些标志预示着生长速率的变化。家长留意这些性发育标志非常有必要，可适时提供适当的支持和引导。

家长们可以参考目前被广泛使用的 Tanner 性发育分期标准，来判断孩子的性发育阶段，见表 5-3 和表 5-4。Tanner 性发育分期标准将性发育过程分为五个阶段，能够帮助家长准确了解孩子的性成熟进展，并预判孩子的生长趋势。

表5-3 Tanner性发育分期标准（女童）

青春发育		乳房		阴毛	
分期	阶段	分期	形态	分期	形态
I	期前	G1	幼儿期	PH1	无
II	早期	G2	芽孢状隆起，乳晕增大	PH2	稀少，分布于大阴唇
III	中期	G3	乳房、乳晕继续增大	PH3	卷曲，蔓延向阴阜
IV	后期	G4	乳晕突出乳房面	PH4	卷曲，增多，增粗
V	成年	G5	成人型，乳晕乳房在同一丘面	PH5	成人倒三角形分布

表5-4 Tanner性发育分期标准（男童）

青春发育			外生殖器				阴毛	
分期	阶段	分期	睾丸长径(cm)	睾丸容积(ml)	阴茎长度(cm)	阴囊	分期	形态分布
I	期前	G1	< 2.5	2～3	3～4	幼儿性	PH1	无
II	早期	G2	2.5～3.3	4～8	5	表皮变松变薄	PH2	稀少，分布于阴茎根部
III	中期	G3	3.3～4.0	10～15	6	增大	PH3	卷曲，蔓延向阴阜
IV	后期	G4	4.0～4.5	15～20	7	继续增大，色素变深	PH4	卷曲，增多，增粗
V	成年	G5	> 4.5	25	8	成人型	PH5	成人菱形分布

　　青春期孩子身高突增主要集中在性发育启动后的 2 ～ 3 年。女孩在 10 ～ 11 岁身高增长速度出现突增，12 ～ 13 岁生长速度达到峰值；男孩在 12 ～ 13 岁身高增长速度出现突增，14 ～ 15 岁生长速度达到峰值。达到高峰期后，生长逐渐变缓直至骨骺线闭合。

　　当女孩乳房开始出现硬结，男孩睾丸增大、容积超过 4ml 的时候，就代表着他们已经进入青春期早期，孩子可能要开始蹿个子了；而当女孩来月经初潮、男孩长胡须变声时，一般就已经属于青春期中后期了，身高的生长速度要开始减慢了，千万不要误认为发育才刚启动。家长们平时可以注意观察。

2. 生长痛：部分青春期孩子可能会经历生长痛，通常发生在晚上，表现为腿部疼痛。虽然这通常是正常的，但如果症状严重或持续时间较长，应咨询医生，确保孩子没有其他潜在问题。

3. 青春期迟缓：如果孩子的青春期开始时间明显晚于同龄人，可能需要进一步的评估，以排除潜在的健康问题。早期识别和干预可以帮助孩子顺利度过这一关键时期。

特别提醒事项

● 不要让孩子体重增长太快 快速的体重增长会对孩子的骨骼和关节造成压力，影响身高增长。

● 不要让孩子过度熬夜 保持规律的作息时间，确保孩子每天有 8 ～ 10 小时的睡眠。充足的睡眠不仅有助于身高增长，还能促进孩子的整体健康和学习效率。

● 不要让孩子因为学业紧张而放松运动

鼓励孩子每天进行至少 30 分钟的中等到高强度运动，如跑步、跳绳、游泳等，年龄较大的孩子最好运动 60 分钟以上。运动不仅能促进骨骼健康，还能帮助孩子减压、提高注意力和情绪稳定性。

● 不要给孩子随意吃补品

盲目使用补品可能导致营养过剩或不足，影响身体健康。补品并非越多越好，不当使用反而可能适得其反。

应通过均衡的饮食来满足孩子的营养需求，只有在医生建议下才使用补充剂。自然饮食中获取的营养更加全面和安全，有助于孩子的健康成长。

第六章

您家孩子矮吗？

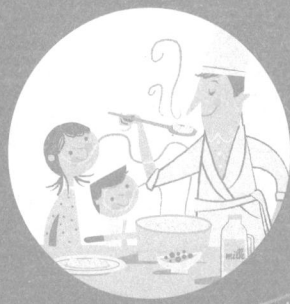

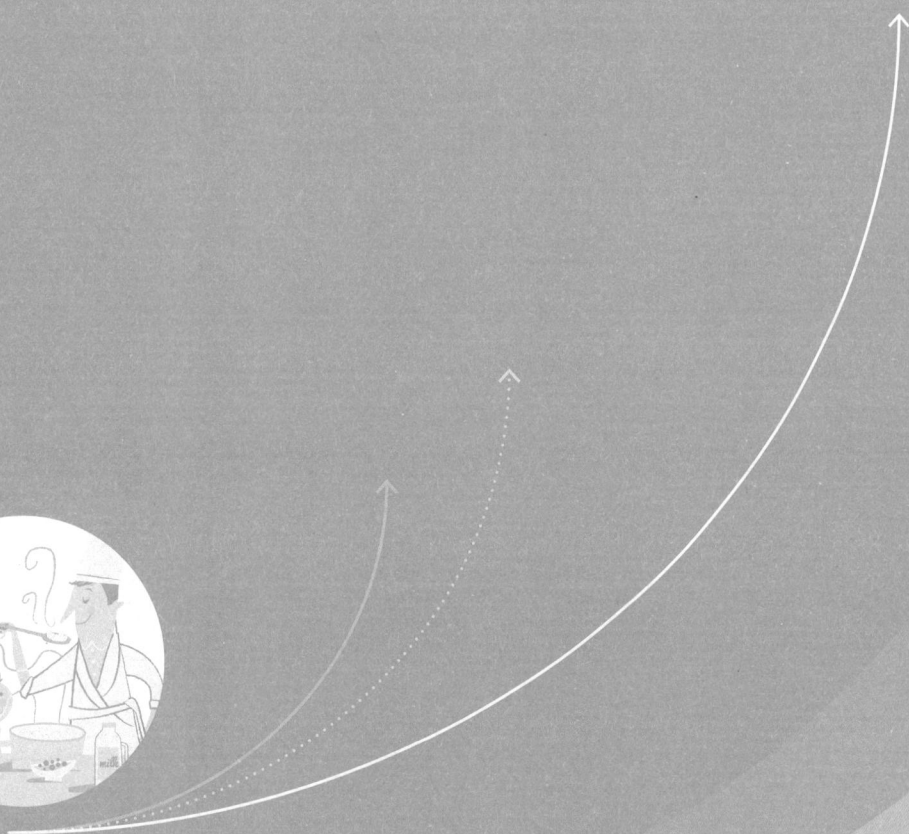

作为家长，您是否在学校的合影中发现，您的孩子总是站在最前排？或者在亲友聚会时，突然意识到自家的孩子比同龄人矮了一截？这些情景是否让您开始担心孩子的身高发育？在这一章中，我们将帮助您了解如何判断孩子是否矮小，以及探讨矮身材的各种可能原因和解决方案。通过调整营养、运动、睡眠、情绪等生活方式干预，还是采取必要的医学干预，您可以帮助孩子的身高发育达到最佳状态。

一、孩子长得好不好，使用图表一目了然

作为家长，您可能会担心孩子的身高是否达标，特别是在看到孩子和其他小伙伴对比时。这种担忧很常见，但需要理解的是，人的身高没有一个绝对的标准，但有一个相对的范围，这是基于大量数据得出的结果，医学上通常用百分位数或标准差来描述孩子的身高情况。

不同种族、国家的儿童总体生长发育情况不同，对于中国儿童而言，目前医学上广泛使用的是首都儿科研究所制定的《0～18岁儿童青少年身高、体重百分位数值表》（以下简称《百分位数值表》）和《中国2～18岁男/女童身高、体重百分位曲线图》（以下简称《百分位曲线图》），它们是根据2005年九省/市儿童体格发育调查数据研究制定的，能够代表中国儿童生长发育状况。

　　以下是《0～18岁儿童青少年身高、体重百分位数值表》（见表6-1、表6-2）和《中国2～18岁男/女童身高、体重百分位曲线图》（见图6-1、图6-2），分别针对男孩和女孩提供了参考，蓝色的是男孩，家长们在使用时请注意区分。这些图表是评估孩子生长发育水平的重要工具。

表6-1　0～18岁儿童青少年身高、体重百分位数值表（男）

年龄	3rd 身高(cm)	体重(kg)	10th 身高(cm)	体重(kg)	25th 身高(cm)	体重(kg)	50th 身高(cm)	体重(kg)	75th 身高(cm)	体重(kg)	90th 身高(cm)	体重(kg)	97th 身高(cm)	体重(kg)
出生	47.1	2.62	48.1	2.83	49.2	3.06	50.4	3.32	51.6	3.59	52.7	3.85	53.8	4.12
2月	54.6	4.53	55.9	4.88	57.2	5.25	58.7	5.68	60.3	6.15	61.7	6.59	63.0	7.05
4月	60.3	5.99	61.7	6.43	63.0	6.90	64.6	7.45	66.2	8.04	67.6	8.61	69.0	9.20
6月	64.0	6.80	65.4	7.28	66.8	7.80	68.4	8.41	70.0	9.07	71.5	9.70	73.0	10.37
9月	67.9	7.56	69.4	8.09	70.9	8.66	72.6	9.33	74.4	10.06	75.9	10.75	77.5	11.49
12月	71.5	8.16	73.1	8.72	74.7	9.33	76.5	10.07	78.4	10.83	80.1	11.58	81.8	12.37
15月	74.4	8.68	76.1	9.27	77.8	9.91	79.8	10.68	81.8	11.51	83.6	12.30	85.4	13.15
18月	76.9	9.19	78.7	9.81	80.6	10.48	82.7	11.29	84.8	12.16	86.7	13.01	88.7	13.90
21月	79.5	9.71	81.4	10.37	83.4	11.08	85.6	11.93	87.9	12.86	90.0	13.75	92.0	14.70
2岁	82.1	10.22	84.1	10.90	86.2	11.65	88.5	12.54	90.9	13.51	93.1	14.46	95.3	15.46
2.5岁	86.4	11.11	88.6	11.85	90.8	12.66	93.3	13.64	95.9	14.70	98.2	15.73	100.5	16.83
3岁	89.7	11.94	91.9	12.74	94.2	13.61	96.8	14.65	99.4	15.80	101.8	16.92	104.1	18.12
3.5岁	93.4	12.73	95.7	13.58	98.0	14.51	100.6	15.63	103.2	16.86	105.7	18.08	108.1	19.38
4岁	96.7	13.52	99.1	14.43	101.4	15.43	104.1	16.64	106.9	17.98	109.3	19.29	111.8	20.71
4.5岁	100.0	14.37	102.4	15.35	104.9	16.43	107.7	17.75	110.5	19.22	113.1	20.67	115.7	22.24
5岁	103.3	15.26	105.8	16.33	108.4	17.52	111.3	18.98	114.2	20.61	116.9	22.23	119.6	24.00
5.5岁	106.4	16.09	109.0	17.26	111.7	18.56	114.7	20.18	117.7	21.98	120.5	23.81	123.3	25.81
6岁	109.1	16.80	111.8	18.06	114.6	19.49	117.7	21.26	120.9	23.26	123.7	25.29	126.6	27.55
6.5岁	111.7	17.53	114.5	18.92	117.4	20.49	120.7	22.45	123.9	24.70	126.9	27.00	129.9	29.57
7岁	114.6	18.48	117.6	20.04	120.6	21.81	124.0	24.06	127.4	26.66	130.5	29.35	133.7	32.41
7.5岁	117.4	19.43	120.5	21.17	123.6	23.16	127.1	25.72	130.7	28.70	133.9	31.84	137.2	35.45
8岁	119.9	20.32	123.1	22.24	126.3	24.46	130.0	27.33	133.7	30.71	137.1	34.31	140.4	38.49
8.5岁	122.3	21.18	125.6	23.28	129.0	25.73	132.7	28.91	136.6	32.69	140.1	36.74	143.6	41.49
9岁	124.6	22.04	128.0	24.31	131.4	26.98	135.4	30.46	139.3	34.61	142.9	39.08	146.5	44.35
9.5岁	126.7	22.95	130.3	25.42	133.9	28.31	137.9	32.09	142.0	36.61	145.7	41.49	149.4	47.24
10岁	128.7	23.89	132.3	26.55	136.0	29.66	140.2	33.74	144.4	38.61	148.2	43.85	152.0	50.01
10.5岁	130.7	24.96	134.5	27.83	138.3	31.20	142.6	35.58	147.0	40.81	150.9	46.40	154.9	52.93
11岁	132.9	26.21	136.8	29.33	140.8	32.97	145.3	37.69	149.9	43.27	154.0	49.20	158.1	56.07
11.5岁	135.3	27.59	139.5	30.97	143.7	34.91	148.4	39.98	153.1	45.94	157.4	52.21	161.7	59.40
12岁	138.1	29.09	142.5	32.77	147.0	37.03	151.9	42.49	157.0	48.86	161.5	55.50	166.0	63.04
12.5岁	141.1	30.74	145.7	34.71	150.4	39.29	155.6	45.13	160.8	51.89	165.5	58.90	170.2	66.81
13岁	145.0	32.82	149.6	37.04	154.3	41.90	159.5	48.08	164.8	55.21	169.5	62.57	174.2	70.83
13.5岁	148.8	35.03	153.3	39.42	157.9	44.45	163.0	50.85	168.1	58.21	172.7	65.80	177.2	74.33
14岁	152.3	37.36	156.7	41.80	161.0	46.90	165.9	53.37	170.7	60.83	175.1	68.53	179.4	77.20
14.5岁	155.3	39.53	159.4	43.94	163.6	49.00	168.2	55.43	172.8	62.86	176.9	70.55	181.0	79.24
15岁	157.5	41.43	161.4	45.77	165.4	50.75	169.8	57.08	174.2	64.40	178.2	72.00	182.0	80.60
15.5岁	159.1	43.05	162.9	47.31	166.7	52.19	171.0	58.39	175.2	65.57	179.1	73.03	182.8	81.49
16岁	159.9	44.28	163.6	48.47	167.4	53.26	171.6	59.35	175.8	66.40	179.5	73.73	183.2	82.05
16.5岁	160.5	45.30	164.2	49.42	167.9	54.13	172.1	60.12	176.2	67.05	179.9	74.25	183.5	82.44
17岁	160.9	46.04	164.5	50.11	168.2	54.77	172.3	60.68	176.4	67.51	180.1	74.62	183.7	82.70
18岁	161.3	47.01	164.9	51.02	168.6	55.60	172.7	61.40	176.7	68.11	180.4	75.08	183.9	83.00

注：①根据2005年九省/市儿童体格发育调查数据研究制定　　参考文献：中华儿科杂志，2009年7期
　　②3岁以前为身长

表6-2　0～18岁儿童青少年身高、体重百分位数值表（女）

年龄	3rd 身高(cm)	体重(kg)	10th 身高(cm)	体重(kg)	25th 身高(cm)	体重(kg)	50th 身高(cm)	体重(kg)	75th 身高(cm)	体重(kg)	90th 身高(cm)	体重(kg)	97th 身高(cm)	体重(kg)
出生	46.6	2.57	47.5	2.76	48.6	2.96	49.7	3.21	50.9	3.49	51.9	3.75	53.0	4.04
2月	53.4	4.21	54.7	4.50	56.0	4.82	57.4	5.21	58.9	5.64	60.2	6.06	61.6	6.51
4月	59.1	5.55	60.3	5.93	61.7	6.34	63.1	6.83	64.6	7.37	66.0	7.90	67.4	8.47
6月	62.5	6.34	63.9	6.76	65.2	7.21	66.8	7.77	68.4	8.37	69.8	8.96	71.2	9.59
9月	66.4	7.11	67.8	7.58	69.3	8.08	71.0	8.69	72.8	9.36	74.3	10.01	75.9	10.71
12月	70.0	7.70	71.6	8.20	73.2	8.74	75.0	9.40	76.8	10.12	78.5	10.82	80.2	11.57
15月	73.2	8.22	74.9	8.75	76.6	9.33	78.5	10.02	80.4	10.79	82.2	11.53	84.0	12.33
18月	76.0	8.73	77.7	9.29	79.5	9.91	81.5	10.65	83.6	11.46	85.5	12.25	87.4	13.11
21月	78.5	9.26	80.4	9.86	82.3	10.51	84.4	11.30	86.6	12.17	88.6	13.01	90.7	13.93
2岁	80.9	9.76	82.9	10.39	84.9	11.08	87.2	11.92	89.3	12.84	91.7	13.74	93.9	14.71
2.5岁	85.2	10.65	87.4	11.35	89.6	12.12	92.1	13.05	94.6	14.07	97.0	15.08	99.3	16.16
3岁	88.6	11.50	90.8	12.27	93.1	13.11	95.6	14.13	98.2	15.25	100.5	16.36	102.9	17.55
3.5岁	92.4	12.32	94.6	13.14	96.8	14.05	99.4	15.16	102.0	16.38	104.4	17.59	106.8	18.89
4岁	95.8	13.10	98.1	13.99	100.4	14.97	103.1	16.17	105.7	17.50	108.2	18.81	110.6	20.24
4.5岁	99.2	13.89	101.5	14.85	104.0	15.92	106.7	17.22	109.5	18.66	112.1	20.10	114.7	21.67
5岁	102.3	14.64	104.8	15.68	107.3	16.84	110.2	18.26	113.1	19.83	115.7	21.41	118.4	23.14
5.5岁	105.4	15.39	108.0	16.52	110.6	17.78	113.5	19.33	116.5	21.06	119.3	22.81	122.0	24.72
6岁	108.1	16.10	110.8	17.32	113.5	18.68	116.6	20.37	119.7	22.27	122.5	24.19	125.4	26.30
6.5岁	110.6	16.80	113.4	18.12	116.2	19.60	119.4	21.44	122.7	23.51	125.6	25.62	128.6	27.96
7岁	113.3	17.58	116.2	19.01	119.2	20.62	122.5	22.64	125.9	24.94	129.0	27.28	132.1	29.89
7.5岁	116.0	18.39	119.0	19.95	122.1	21.71	125.6	23.93	129.1	26.48	132.3	29.08	135.5	32.01
8岁	118.5	19.20	121.6	20.89	124.9	22.81	128.5	25.25	132.1	28.05	135.4	30.95	138.7	34.23
8.5岁	121.0	20.05	124.2	21.88	127.6	23.99	131.3	26.67	135.1	29.77	138.5	33.00	141.9	36.69
9岁	123.3	20.93	126.7	22.93	130.2	25.23	134.1	28.19	138.0	31.63	141.6	35.26	145.1	39.41
9.5岁	125.7	21.89	129.3	24.08	132.9	26.61	137.0	29.87	141.1	33.72	144.8	37.79	148.5	42.51
10岁	128.3	22.98	132.1	25.36	135.9	28.15	140.1	31.76	144.4	36.05	148.2	40.63	152.0	45.97
10.5岁	131.1	24.22	135.0	26.80	138.9	29.84	143.3	33.80	147.7	38.53	151.6	43.61	155.6	49.59
11岁	134.2	25.74	138.2	28.53	142.2	31.81	146.6	36.10	151.1	41.24	155.2	46.78	159.2	53.33
11.5岁	137.2	27.43	141.2	30.39	145.2	33.86	149.7	38.40	154.1	43.85	158.2	49.73	162.1	56.67
12岁	140.2	29.33	144.1	32.42	148.0	36.04	152.4	40.77	156.7	46.42	160.7	52.49	164.5	59.64
12.5岁	142.9	31.22	146.6	34.39	150.4	38.09	154.6	42.89	158.8	48.60	162.6	54.71	166.3	61.86
13岁	145.0	33.09	148.6	36.29	152.2	40.00	156.3	44.79	160.3	50.45	164.0	56.46	167.6	63.45
13.5岁	146.7	34.82	150.2	38.01	153.7	41.69	157.6	46.42	161.6	51.97	165.1	57.81	168.6	64.55
14岁	147.9	36.38	151.3	39.55	154.8	43.19	158.6	47.83	162.4	53.23	165.9	58.88	169.3	65.36
14.5岁	148.9	37.71	152.2	40.84	155.6	44.43	159.4	48.97	163.1	54.23	166.5	59.70	169.8	65.93
15岁	149.5	38.73	152.8	41.83	156.1	45.34	159.8	49.82	163.5	54.96	166.8	60.28	170.1	66.30
15.5岁	149.9	39.51	153.1	42.58	156.5	46.06	160.1	50.45	163.8	55.49	167.1	60.69	170.3	66.55
16岁	149.8	39.96	153.1	43.01	156.4	46.47	160.1	50.81	163.8	55.79	167.1	60.91	170.3	66.69
16.5岁	149.9	40.29	153.2	43.32	156.5	46.76	160.2	51.07	163.9	56.01	167.1	61.07	170.4	66.78
17岁	150.1	40.44	153.4	43.47	156.7	46.90	160.3	51.20	164.0	56.11	167.3	61.15	170.5	66.82
18岁	150.4	40.71	153.7	43.73	157.0	47.14	160.6	51.41	164.2	56.28	167.5	61.28	170.7	66.89

注：①根据2005年九省/市儿童体格发育调查数据研究制定　　参考文献：中华儿科杂志，2009年7期
　　②3岁以前为身长

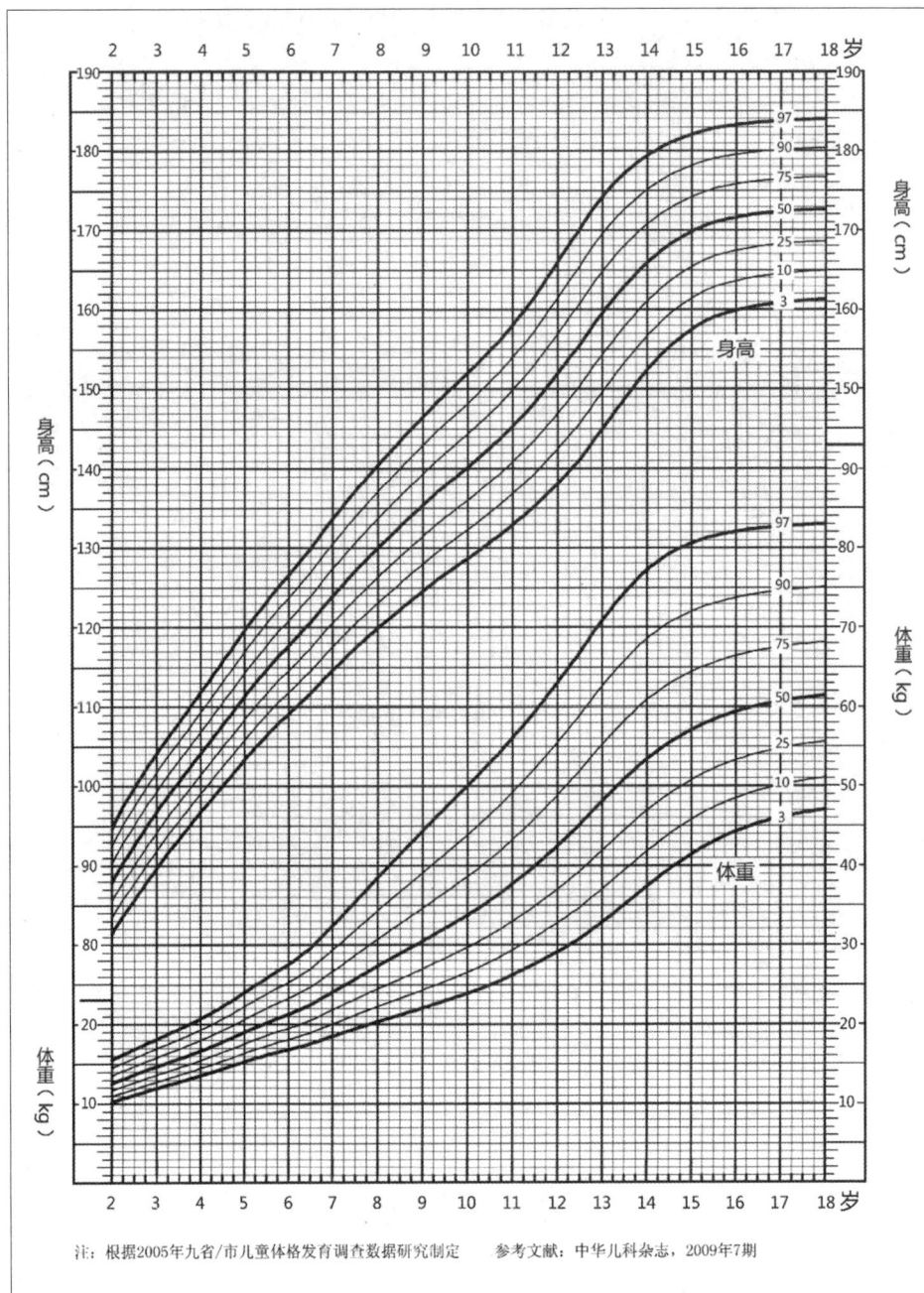

注：根据2005年九省/市儿童体格发育调查数据研究制定　　参考文献：中华儿科杂志，2009年7期

图 6-1　中国 2～18 岁男童身高、体重百分位曲线图

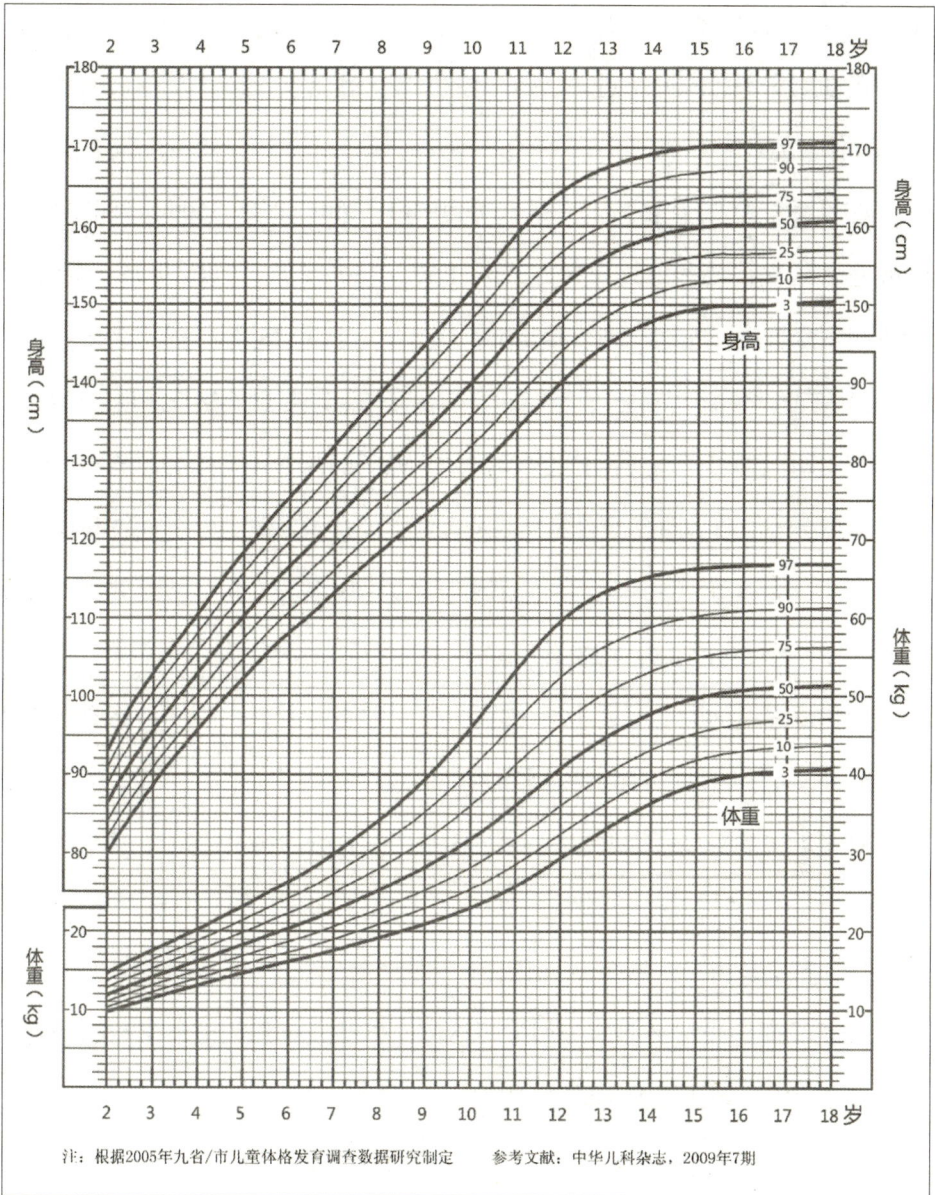

图6-2 中国2～18岁女童身高、体重百分位曲线图

注：根据2005年九省/市儿童体格发育调查数据研究制定　　参考文献：中华儿科杂志，2009年7期

如何使用《百分位数值表》？

前面的章节已经介绍过，《百分位数值表》包含了不同年龄段正常范围的身高和体重值。

在《百分位数值表》上，您会看到 3rd、10th、25th、50th、75th、90th、97th 七个档次，代表 P3、P10、P25、P50、P50、P75、P90、P95 七种水平的身高发育趋势。左边一列表示年龄，从 0 岁一直到 18 岁。找到您孩子的年龄，然后向右移动，找到孩子当前的身高，交叉点即为孩子的身高百分位数。

您也可以通过查阅《百分位数值表》，来了解孩子在其同龄、同性别群体中的身高百分位数。对孩子目前身高发育处于什么水平做到心中有数。

为了让您更直观地理解，我们来看一个案例：男孩小明，今年 8 岁，身高 126 厘米。通过查阅《0 ～ 18 岁儿童青少年身高、体重百分位数值表（男）》，小明的父母发现他的身高处于第 25 百分位。这意味着，小明的身高低于 75% 的同龄人，小明的父母意识到必须重视他的成长发育了。

孩子如果的身高长期处于第 3 百分位以下，就属于矮小症了。矮小症有一部分是由某些疾病引起，因此应尽快带孩子去医院进行详细的检查和诊断，及时治疗。特别是当孩子患有内分泌系统疾病时更应注意，这类疾病通常不会自愈，早期干预是非常必要的。如果不治疗，男孩成年后可能不会超过 160 厘米，女孩可能不会超过 150 厘米。

需要说明的是，矮身材中有部分属正常生理变异，矮小不等于不健康，有相当多的矮小孩子是健康的。

《百分位数值表》和《百分位曲线图》是监测孩子生长发育情况的重要工具，学会看懂这些图表，对于家长管理儿童身高有着重要的意义。

然而，仅通过身高评估并不足以全面了解孩子的生长发育状况，骨龄评估也是重要的参考依据。如果骨龄预测的最终身高不理想，家长应及时寻求干预和治疗建议。

二、什么样算矮身材?

作为家长，您可能在孩子的成长过程中注意到他的身高似乎比同龄孩子矮一些，这常常引发焦虑和担忧。那么，什么样算是矮身材，又应该如何应对呢? 本节将帮助您全面了解矮身材的定义、原因及应对方法。

家长对矮身材的通俗理解是孩子个子不高，或者比大多数孩子矮。然而，从医学角度来看，矮身材有着更为具体的定义。矮身材是指在相似生活环境下，同种族、同性别、同年龄的个体身高低于正常人群平均值 2 个标准差（$-2SD$）或低于 P3。简单来说，如果孩子的身高在同龄、同性别儿童中排在最矮的 3% 以内，就属于矮身材了。

什么原因导致了矮身材?

当发现孩子较为矮小时，家长往往会问:"为什么偏偏是我家孩子矮?"尤其是父母都不算矮的家庭，家长就更难理解为何孩子矮小，想搞清楚到底是什么原因导致的矮身材，可实际上导致矮身材的原因非常复杂，有时甚至找不到明确的原因。以下是一些常见的矮身材原因——

1. 遗传因素: 父母身材矮小，孩子有较大可能也会较矮。

2. 营养不良: 缺乏关键营养素会影响孩子的生长发育。

3. 慢性疾病: 哮喘、先天性心脏病、肾脏疾病等会影响孩子的生长。

4. 内分泌问题: 生长激素缺乏、甲状腺功能低下等问题也会导致身材矮小。

5. 骨骼疾病: 一些遗传性骨骼疾病会影响身高。

6. 特发性矮身材（ISS）：即找不到明确原因的矮身材，这种情况在矮身材儿童中占 60% ～ 80%。

7. 染色体异常等。

关于特发性矮身材（ISS）

特发性矮身材儿童在矮身材儿童中占据了相当大的比例，因此值得家长们特别关注。您如果听医生提到孩子患有特发性矮身材，可能会感到陌生和困惑。实际上，特发性矮身材是一组目前病因未明的矮小疾病的总称。这类孩子的矮身材排除了因生长激素缺乏症（GHD）、小于胎龄儿（SGA）、系统性疾病、其他内分泌疾病、营养性疾病、染色体异常、骨骼发育不良、心理情感障碍等原因。

特发性矮身材的特点

特发性矮身材儿童通常生长速度正常，生长曲线和正常儿童的曲线平行，但始终处于低限。在幼儿园或小学班级内，他们常常排在最前面。尽管身高较矮，但这些孩子身体健康，智力正常，各项化验检查也是正常的。他们的青春期按时来临，只是身高一直低于同龄人。

特发性矮身材儿童包括家族性矮身材儿童和体质性青春发育期延迟者。家族性矮身材指的是孩子的身高与家族其他成员相似，通常父母也较矮。体质性青春发育期延迟意味着孩子青春期来得晚，但通常最终身高可以达到正常水平，发育过程比同龄人慢一些。

特发性矮身材的可能原因

虽然特发性矮身材的具体原因尚不完全明确，但可能涉及以下因素——

● SHOX 基因缺陷：一种与身高相关的基因缺陷。

- 生长激素启动子功能障碍：生长激素的产生或作用受阻。

- 生长激素分子异常：生长激素本身的结构或功能异常。

- 生长激素信号途径遗传缺陷：涉及生长激素信号传导的基因出现问题。

特发性矮身材的检测手段

虽然特发性矮身材的原因复杂，但现代医学已经发展出了一些检测手段，可以帮助诊断和指导治疗——

- 骨龄检测：通过 X 光片检查手部骨骼，确定骨龄是否与实际年龄相符。

- 生长激素检测：检测孩子体内的生长激素水平，判断是否存在生长激素缺乏。

- 基因检测：检查是否存在与身高相关的基因缺陷。

现代医学手段的治疗

针对特发性矮身材，目前的治疗手段主要包括——

- 生长激素治疗：通过注射生长激素，帮助孩子达到理想的身高。此治疗需要在专业医生指导下进行，应严格把控适应证，且定期监测效果和副作用。

- 营养和生活方式的调整：确保孩子获得充足的营养，维持健康的生活习惯，这些都对促进身高增长有帮助。

> **小贴士：** 矮身材是一个常见的问题，但它并不一定意味着孩子的健康存在重大问题。通过科学的方法和专业的指导，您可以帮助孩子在健康的轨道上成长。如果您发现孩子的身高明显低于同龄人，并且排除了其他健康问题，那么可以考虑咨询专业医生，通过检测和治疗帮助孩子达到理想的身高。早发现、及时干预，是帮助孩子健康成长的关键。

三、怎么判断孩子矮不矮?

家长看着孩子成长时,总会不由自主地将他和周围的小伙伴做比较。有时,您可能会担心:"我的孩子是不是比别的孩子矮?"在本节中,我们将探讨家长可以通过哪些方法来判断孩子是否矮小。

通过《百分位数值表》或《百分位曲线图》判断

《百分位数值表》和《百分位曲线图》是监测孩子生长的重要工具。这些图表根据世界卫生组织的国际标准或国家特定的数据集创建,能够帮助家长和专业医疗人员了解孩子的生长趋势是否正常。

使用方法:家长可以定期测量孩子的身高,并将结果与图表进行对比,观察其随时间的变化趋势。如果一个孩子的身高在其同年龄、同性别群体中处于最低的 3% 或 5% 之列,那么他可能存在生长问题,需要进一步的关注。

通过计算遗传身高判断

父母的身高对孩子的最终身高具有显著影响,可以参考父母的身高来初步估算孩子的遗传身高范围。以下是简单的计算公式(单位:厘米):

- 男孩遗传身高 =(父亲身高 + 母亲身高 +13)/2
- 女孩遗传身高 =(父亲身高 + 母亲身高 − 13)/2

应用场景:注意这个公式计算出的遗传身高有 ± 6.5 厘米的波动范围。这一方法为家长提供了一个预期范围,帮助他们判断孩子的身高是否在合理的范围内。如果孩子的身高明显低于遗传预期范围,可能需要进一步检查和评估。

通过身高增长速度监测判断

孩子的身高增长速度是判断其生长发育是否正常的重要指标。以下是不同年龄段孩子的正常身高增长速度参考——

- 0～1 岁：每年增长约 25～27 厘米。

- 1～2 岁：每年增长约 11～13 厘米。

- 2～3 岁：每年增长约 7～9 厘米。

- 3 岁～青春期前：每年增长约 5～7 厘米。

注意事项：如果孩子的身高增长速度明显低于上述标准，则可能是生长迟缓的信号，建议家长及时咨询医生进行进一步评估。

通过评估其他生长指标判断

除了身高，体重和其他身体发育指标也是监测儿童健康的重要方面。家长可以观察以下几点——

1. 体重增长是否与身高增长相匹配：体重的增长应与身高同步，过轻或过重都可能影响孩子的整体健康。

2. 生长发育里程碑：如牙齿生长、青春期发育的时间是否与平均水平一致。

这些生长指标可以为家长提供更多关于孩子健康的全面信息。

通过咨询专业医生判断

如果家长对孩子的身高状况有疑虑，建议及时咨询专业医生。医生可以通过详细的体格检查、骨龄评估、激素水平检测等手段，全面评估孩子的生长发育情况，以确定生长迟缓的原因，并提出合理的建议和干预措施。

粗略目测法判断

家长也可以通过目测，大致判断一下孩子的身高发育情况。如果孩子的衣服裤子号码穿两三年都没有加大，或者孩子在班里总是坐第一排、排队总是站在前几位，这些都可能是孩子身高增长缓慢的迹象，那就需要格外关注孩子的身高了。

> **小贴士**：判断孩子的身高是否正常，可以通过了解和使用《百分位数值表》和《百分位曲线图》，定期监测孩子的生长发育情况。通过科学的方法，您可以及时发现潜在问题，并采取适当的措施，确保孩子在健康的轨道上成长。与医生保持良好的沟通，也是确保孩子健康成长的重要环节。

四、孩子矮会不会是晚长呢?

很多家长在发现孩子身高低于同龄人时，会安慰自己："孩子只是晚长，将来会追上来的。"然而，这种观点并不一定正确。孩子目前的矮小不一定意味着一定是晚长，即便确定为晚长，如果身高和同龄人差距太大的话，后期追赶也是有一定难度的。因此，这需要家长特别重视。以下是一些关键点，帮助家长理解孩子矮小的原因和晚长的可能性。

晚长的定义

晚长（Constitutional Growth Delay）是指孩子在童年时期生长缓慢，但在青春期到来后迅速追赶上同龄人的现象。这些孩子的骨龄通常比实际年龄小，但他们的长高潜力和最终身高通常是正常的。

晚长的迹象

晚长的孩子通常有以下特征——

● 家族中有类似的晚长情况：如果家中其他成员也有过晚长的情况，孩子晚长的可能性较大。

● 骨龄显著落后于实际年龄：晚长的孩子通常骨龄比实际年龄小，显示出较晚发育的迹象。

● 体重和身高增长缓慢，但其他发育指标正常：晚长的孩子尽管身高和体重增长较慢，但在其他方面发育正常。

如果孩子符合这些特征，家长可以考虑他或她有晚长的可能性，但仍需专业医生的评估来确定是否确实是晚长。如果家族中没有晚长的情况，那么孩子晚长的概率并不大，可能是其他原因导致的生长问题。

> **案例**：11 岁的男孩小鹏，父母身高都不错，但他的身高却低于同龄人，因此妈妈带小鹏来就诊。经过详细询问，得知孩子父亲 16 岁才开始蹿个子，母亲 14 岁才来月经初潮，父母都有晚长的情况。检查发现孩子的睾丸没有发育，骨龄也落后于实际年龄。经过全面评估，认为孩子可能是晚长，建议定期观察，监测身高，半年后复查。

矮小的其他可能原因

并不是所有身高矮小的孩子都是晚长。遗传因素、营养不良、某些慢性疾病、内分泌问题、骨骼疾病等都有可能导致矮小。家长需要了解这些不同的可能性，以便更好地判断孩子的情况。

骨龄评估

骨龄评估是判断孩子长高潜力的重要工具。通过 X 光片检查手部骨骼发育情况，医生可以确定孩子的骨龄。如果骨龄显著落后于实际年龄且符合晚长的其他特征，晚长的可能性较大。然而，如果骨龄与年龄相当，而孩子的身高比同龄人矮很多，则可能并不是晚长，而是其他原因导致的生长问题。

专业评估和干预

如果家长担心孩子的身高问题，应及时寻求专业医生的帮助。医生可以通过详细的体检、病史分析、骨龄评估、实验室检查等手段，全面评估孩子的生长状况。如果确诊为生长激素缺乏或其他问题，早期干预和治疗将有助于孩子达到理想身高。

如何区分是晚长还是矮小？

晚长与矮小都可能导致孩子的身高低于同龄人，但这两者之间有重要的区别。晚长是一个正常的变异，孩子最终会达到正常的身高；而矮小则可能是潜在的健康问题导致的永久性身高不足。可根据以下因素区分是晚长还是矮小——

● 家族历史：如果家中其他成员，比如父母亲，在青春期也经历了晚长，那么孩子也可能是晚长。

● 生长速度：晚长的孩子虽然在早期生长较慢，但一旦进入青春期，生长速度会加快并能持续一段时间。而矮小的孩子，其生长速度通常一直较慢。

● 青春期的迹象：晚长的孩子可能在较晚的年龄开始显示青春期的生理变化，如声音变化或第二性征的发育。

评估和监测

● 专业评估：对于难以判定的情况，进行生长激素或其他相关激素的检测可能有助于诊断。专业医生可以提供详细的评估并跟踪孩子的生长曲线。

● 定期跟踪：持续监测孩子的身高和生长速度是区分晚长还是矮小的关键。对于所有儿童，都建议定期测量身高，并将结果与标准的生长曲线进行比较。

五、如何让孩子超过遗传身高？

许多家长希望孩子能够超越父母的身高，尤其是在那些父母身高较矮的家庭中，期望孩子突破遗传限制的心愿就更为强烈。虽然遗传因素对孩子身高有至关重要的影响，但环境和生活方式的作用同样不可忽视。研究表明，通过改善的生活条件，如提供更好的营养、选择更健康的生活方式，以及提供优质的医疗保健，孩子的身高往往能够超过父母。例如，在日本，生活水平的提升使得国民平均身高显著增长，尽管基因没有发生大的变化。

因此，通过科学的管理和适当的干预，家长有机会帮助孩子超过遗传身高。以下是一些有效的策略。

均衡营养管理

营养是决定孩子身高的重要因素之一。合理的饮食为孩子的骨骼发育提供了所需的能量和营养，家长应确保孩子摄入以下几类关键营养素——蛋白质、钙、锌、铁、维生素 D。具体原因已在前面的章节中有所介绍。

除此之外，应避免高糖和高脂肪食品摄入，高糖和高脂肪食物可能导致肥胖，进而影响身高发育。

充足的睡眠

生长激素的分泌主要在深度睡眠时进行，充足的睡眠对于孩子的身高增长至关重要。家长应确保孩子有规律的作息习惯。

● 确保睡眠时间：不同年龄的孩子需要的睡眠时间可参考第四章第三节。早睡早起并形成规律作息，能更好地促进生长激素的分泌。

● 睡前放松：睡前避免使用电子产品，可以通过讲故事、听轻柔的音乐等方式帮助孩子进入放松的状态，准备入睡。

● 营造舒适的睡眠环境：保持房间安静、温度适宜，提供舒适的床上用品，有助于孩子进入深度睡眠。

规律运动

运动不仅能够刺激骨骼的生长，还能帮助孩子保持健康体重，避免肥胖影响身高增长。以下几种运动有助于促进身高——

● 跳跃类运动：如跳绳、篮球、排球，这类运动通过拉伸骨骼促进生长。

● 伸展类运动：如瑜伽、游泳等，能够拉伸全身肌肉和骨骼，帮助孩子保持健康的体态。

● 耐力类运动：如跑步、骑自行车等，这类全身性的有氧运动，有助于增强心肺功能和整体体质，同时有助于锻炼下肢力量。

每周至少进行 5 次运动，每次持续 30 ～ 60 分钟。年龄较大的孩子建议每次运动 60 分钟以上，以达到最佳效果。减少静坐时间，尤其要控制电子屏幕的使用时间。

科学的骨龄管理

骨龄是评估孩子生长发育的重要参考。通过定期监测骨龄，家长可以更好地评估孩子的生长趋势。

● 早期发现问题：如果骨龄增长过快或过慢，家长可以通过调整营养、运动和作息进行干预，并在必要时咨询医生。

● 科学规划：根据骨龄数据，在孩子的生长期进行合理的营养和运动管理，特别是在青春期的猛长期，确保孩子处于最佳状态。

心理健康与情绪管理

心理健康对生长激素的分泌有直接影响。长期的压力、焦虑等情绪可能抑制生长激素的分泌，影响身高增长。因此，温馨的家庭环境和积极的心理支持至关重要。

● 提供理解与支持：当孩子遇到情绪困扰时，家长应及时给予支持，帮助孩子学会处理情绪，减少压力对生长的负面影响。

● 避免过度压力：虽然家长对孩子有期待，但过度的压力可能导致孩子情绪失衡，反而影响正常的生长发育。

体重管理

保持健康的体重对身高增长至关重要。肥胖会增加骨龄提前的风险，影响骨骼生长。因此，家长应帮助孩子保持健康体重。

● 健康饮食：减少高糖、高脂肪食品的摄入，增加高纤维、高蛋白质食物的比例。

● 规律运动：每天坚持 30 ～ 60 分钟的运动，可有效帮助孩子维持理想体重，促进骨骼健康。

疾病管理

一些慢性疾病，如长期腹泻、慢性哮喘或过敏性皮炎，可能影响孩子的生长发育。此外，内分泌疾病如生长激素缺乏或甲状腺功能低下，也可能导致生长迟缓。及早发现并治疗这些问题，能帮助孩子恢复正常的生长节奏。

定期监测

家长应定期检测孩子的生长发育，与医生讨论孩子的生长曲线。早期发现问题并及时采取干预措施，有助于保持正常的生长速度。

医学干预（在必要情况下）

对于一些处在特殊情况下的孩子，如生长激素缺乏或骨骺线早闭，医学干预可能是必要的选择——

- **生长激素治疗**：对于确诊生长激素缺乏的孩子，医生可能会建议生长激素治疗，以帮助他们最大化激发长高潜力。

- **其他医学干预**：如果孩子存在甲状腺功能低下或其他内分泌问题，早期干预能够有效帮助恢复正常生长速度。

量化实施超越目标计划

如果家长希望孩子超越遗传的身高限制，可以将目标进行量化。例如，如果遗传身高为 172 厘米，最终身高想要达到 176 厘米，那么家长需要进行科学的管理，确保在每个成长阶段孩子的身高增长都超过遗传预期。

> **小贴士**：虽然遗传因素对孩子的身高有显著影响，但通过科学的营养、充足的运动、高质量的睡眠和良好的心理支持，孩子完全有可能超过遗传预期的身高。定期监测孩子的生长发育，与医生保持良好的沟通，及时采取必要的干预措施，可以确保孩子在最佳的状态中健康成长，尽最大可能超过遗传身高。

六、矮身材可以治疗吗？

家长发现孩子的身高明显低于同龄人并被诊断为矮身材时，可能会感到焦虑和不安。幸运的是，现代医学提供了多种有效的治疗方法，可以帮助矮身材的孩子实现他们的理想身高。本节将详细介绍矮身材的治疗方法及其适用情况。

矮身材的常见治疗方法

1. **生长激素治疗**：生长激素治疗是目前最常见和有效的治疗方法之一，适用于因生长激素缺乏、特发性矮身材、小于胎龄儿等原因导致的身材矮小。

- **如何进行**：生长激素治疗必须在医生严格把关下使用。生长激素通常通过皮下注射的方式使用，每日注射一次，也可选择长效制剂，每周注射一次。治疗过程需要在专业医生的监督下进行，定期监测孩子的生长情况和相关激素水平。

● 治疗效果：生长激素治疗可以显著提高身高，特别是在治疗早期效果更为显著。大多数孩子在接受治疗后，生长速度会明显加快，身高曲线逐渐接近正常范围。

2. 营养和生活方式的调整

● 营养：我们常把生长激素比作盖大楼的工人，而把蛋白质、矿物质、维生素等比作盖大楼的钢筋、水泥、沙子等原材料。如果只有工人激素，而没有钢筋、水泥、沙子，大楼一样盖不起来。

● 运动：鼓励孩子进行适量的体育活动，特别是跳跃类、伸展类和耐力类，这些运动有助于促进骨骼的健康发育。

● 睡眠：确保孩子有充足的高质量睡眠，因为生长激素主要在深度睡眠期间分泌。

3. 其他药物治疗

在某些特殊情况下，医生可能会建议使用其他药物来促进生长。

● 促性腺激素释放激素类似物（GnRHa）：用于治疗性早熟，延迟青春期发育，以便孩子有更多的时间进行生长。

● 其他药物：根据具体情况，医生可能会推荐其他促进生长的药物。

4. 心理支持和辅导

心理健康对孩子的整体发育至关重要。家长和孩子都需要理解并接受治疗过程，保持积极的心态。

矮身材治疗的适用情况

并非所有矮身材的孩子都需要接受治疗。以下是一些需要考虑治疗的情况——

● **生长激素缺乏**：通过检测确诊为生长激素缺乏的孩子，通常需要接受生长激素治疗。

● **特发性矮身材（ISS）**：在明确没有其他疾病原因的情况下，可以考虑生长激素治疗。

● **其他情况**：如患有小于胎龄儿、特纳综合征等，医生会根据具体情况制定适合的治疗方案。

及时干预的重要性

早期干预对于矮身材的治疗至关重要。随着骨骺线逐渐闭合，身高的增长潜力会逐渐降低。因此，发现问题并及时采取措施非常重要。

> **小贴士**：矮身材并非无法改变的问题，现代医学提供了多种有效的治疗方法，帮助孩子实现他们相对理想的最终身高。作为家长，您可以通过科学的营养补充、适量的运动、充足的睡眠和专业的医学指导等手段，帮助孩子健康成长。如果发现孩子的身高有问题，应及时咨询专业医生，制定个性化的治疗方案。保持积极的态度和科学的生活方式，是帮助孩子实现最佳身高的关键。

第七章

您担心过孩子性早熟吗？

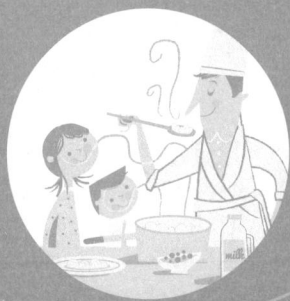

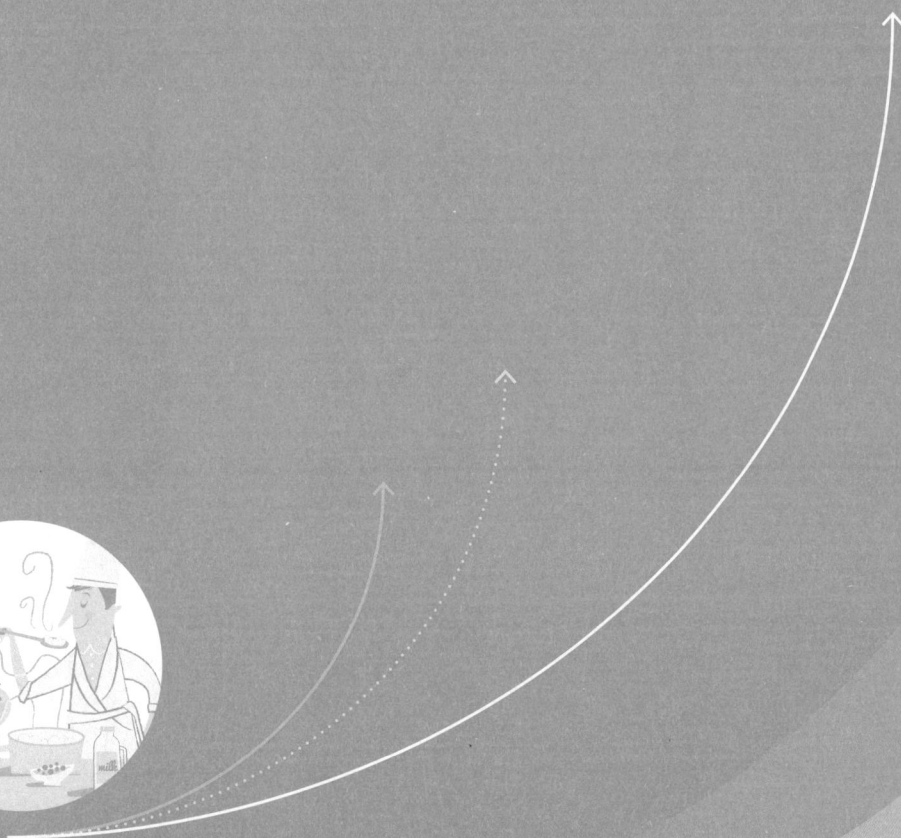

在现代社会，随着生活水平的提高和营养状况的改善，许多孩子的生长发育速度加快，整体身高水平也显著提升，这是一种趋势，对绝大部分孩子来说都是正常的。然而，在这些看似健康的体征背后，可能隐藏着另一种问题——性早熟。性早熟不仅会影响孩子的生长发育，还可能带来一系列心理和生理上的问题。本章将深入探讨性早熟的相关问题，帮助家长识别和应对这种情况。

一、孩子遥遥领先的身高也许另有隐患

您家的孩子身高遥遥领先，在同龄人中格外引人注目，这当然是令人骄傲的事情。但您是否知道，有时候，孩子过快的身高增长背后可能隐藏着一些健康隐患呢? 快速长高可能是正常生长发育，也可能是性早熟、早发育、其他激素异常或者营养过剩。下面就对这几种情况进行逐一介绍，帮助家长进行区分。

正常生长发育

在一些情况下，孩子的身高快速增长是正常的。这可能是由遗传因素和良好的营养状况所带来的。父母的身高较高，孩子遗传了这种基因，加上营养充足，可能会在生长过程中比同龄人更快进入生长高峰期。

● 遗传因素：如果您和配偶都比较高，那么孩子更有可能在生长发育中显得比较高大。这类孩子的生长曲线通常在高百分位，但他们的性发育程度仍然

处于其年龄的正常范围内。

● 营养状况：良好的营养和健康的生活方式也会促进孩子的身高增长。均衡的饮食，充足的蛋白质、维生素和矿物质摄入，都会对孩子的生长发育产生积极影响。

性早熟

性早熟在医学上指的是还没到发育年龄的时候就出现了发育性征。一般指女孩 7.5 岁之前出现乳房发育或 10 岁前月经来潮，男孩 9 岁之前出现睾丸增大等现象。虽然性早熟的孩子可能在初期显得高大，但同时性早熟也使骨骺线过早地闭合，骨骺线一旦闭合，就没有继续长高的空间了，最终成年后的身高往往比一般人矮。

● 特点：性早熟的孩子通常在较早年龄就开始出现第二性征，如女孩的乳房发育、月经来潮和男孩的睾丸增大。这些变化通常伴随着快速的身高增长，然而，随着骨骼的提前发育和闭合，这些孩子的生长速度会在较早阶段放缓，导致最终身高低于正常水平。此外，性早熟的孩子可能会比同龄人更早经历青春期的其他变化，这些变化可能会让孩子感到困惑和焦虑，因为他们的身体与同龄人不一样。

● 注意事项：您应密切观察孩子的发育情况，如果发现任何性早熟的迹象，应及时带孩子就医。医生会通过评估骨龄、性激素水平等来确定是否为性早熟，并制定相应的治疗方案。除了医学干预，您还需要关注孩子的心理健康，帮助他们理解和应对身体的变化，确保他们在成长过程中感到来自外界的支持和理解。

早发育

早发育指的是孩子的生长发育比同龄人提前，但仍然在正常范围内。这类孩子的身高和性发育都比同龄人领先，但并未达到性早熟的诊断标准。例如，女孩在 8 岁时乳房就发育了，10 岁多一点来了月经初潮，虽然不能诊断为性早熟，但发育仍然比同龄孩子稍早一些。

● 特点：这类孩子在身高和体重上通常都比同龄人要领先一步，性发育也较早，但大多数发展过程较为平稳，没有显著异常，在医生处随访即可。如果个别孩子进展较快，必要时可以借助医学手段干预。

● 注意事项：您应保持观察，确保孩子的发育节奏平稳。如有疑虑，可咨询专业医生进行评估。医生可以通过评估骨龄和生长曲线来确认孩子的发育是否在正常范围内。

其他激素异常

孩子身高增长过快，可能也与体内的其他激素异常有关。例如，甲状腺功能亢进症或肾上腺皮质功能亢进症等内分泌疾病，都可能导致孩子身高快速增长。这些疾病通常还会有其他症状，如体重变化、疲劳、心跳加速等。如果您发现孩子不仅长得快，还伴有这些症状，建议及时就医检查。通过科学的诊断和治疗，可以帮助孩子恢复健康，确保他们的身高增长在正常范围内。

营养过剩

现代社会中，许多孩子的饮食过于丰富，摄入了过多的蛋白质和脂肪，导致体重和身高都快速增长。这种情况不仅可能导致骨骼负担过重，影响骨骼的正常发育，还可能引发肥胖和其他代谢问题。另外，肥胖导致的脂肪组织过量，会产生更多的芳香化酶，芳香化酶可诱导雄激素转化为雌激素，可能加速骨骺线闭合，最终限制身高增长。因此，家长在为孩子准备饮食时，应该注意营养的均衡和适量，避免过量摄入高糖、高脂肪的食物。营养对孩子的身高增长至关重要，但过量的营养摄入反而可能对健康不利。

> **小贴士：** 当孩子的身高在同龄人中遥遥领先时，您可能会感到自豪和欣慰。然而，您应警惕，过快的身高增长背后可能隐藏着一些健康隐患。如果发现孩子身高增长异常，建议及时就医检查，寻求专业医生的指导。只有在全面关注孩子身体和心理健康的基础上，才能确保他们在各个方面都得到最好的发展。

二、什么情况下孩子会被认为是性早熟？

性早熟是指儿童在正常年龄之前出现第二性征发育的现象。具体来说，女孩在 7.5 岁之前乳房开始发育或 10 岁之前来月经初潮，男孩在 9 岁之前睾丸增大，就可以被认为是性早熟。性早熟不仅影响孩子的身高，还可能对孩子心理和社会适应产生负面影响。因此，如果家长怀疑自己的孩子患有性早熟，要及时到医院进行相关检查。那么诊断性早熟一般需要看哪些指标呢？

性早熟的分类

性早熟主要分为中枢性性早熟（CPP）和外周性性早熟（PPP）。以往分别称真性性早熟和假性性早熟。

中枢性性早熟（CPP）：中枢性性早熟是性早熟最常见的类型，由下丘脑－垂体－性腺轴的提前激活引起。这个过程通常在青春期开始，但在性早熟的儿童中，这个过程提前了数年。大多数中枢性性早熟的原因不明，被称为特发性中枢性性早熟。然而，某些病例可能由中枢神经系统的病变引起，如脑肿瘤、脑外伤或感染。这些病变可能导致下丘脑和垂体的功能异常，提前启动性发育。

外周性性早熟（PPP）：外周性性早熟较为少见，由性腺或肾上腺异常分泌性激素引起，不通过下丘脑－垂体－性腺轴调控。外周性性早熟可能由肿瘤、囊肿、先天性肾上腺增生或某些药物引起。这些异常可能导致性激素的过早分泌，进而引发性早熟。

如何诊断孩子是不是性早熟

要诊断孩子是否性早熟，医生会综合考虑多方面的因素，通常包括孩子的病史和家族史、体格检查和其他辅助检查结果等——

● 病史和家族史：医生会详细询问病史，了解孩子的发育历程，包括女孩乳房发育或来月经初潮的具体时间和进展情况，男孩睾丸增大的时间和进展情况，以及孩子近一年来的生长速度等。医生会询问父母发育史，以确定是否存在其他遗传性疾病或其他病史。

● 体格检查：包括检查身高、体重和第二性征的发育情况。医生会仔细检查孩子的乳房、阴毛、睾丸和阴茎等部位，评估性发育的程度。

● 性激素水平测定：通过血液检查测定性激素水平，如卵泡生成素（FSH）、黄体生成素（LH）、雌二醇（E2）、孕酮（P）、睾酮（T）、催乳素（PRL）等水平。这些激素水平的变化可以帮助医生确定性发育的早期迹象。一般检查性激素六项，至少要包括 FSH、LH 和 E2 检查。

● 甲状腺功能测定：测定血液中甲状腺激素水平，检查甲状腺是否存在异常情况，因为甲减可引起性早熟。

● 骨龄评估：通过手部 X 光片评估骨龄，与实际年龄对比，判断骨骼的成熟度。骨龄提前表明骨骺线提前闭合的风险增加。

● B 超检查：通过超声检查女孩的乳腺、子宫、卵巢、卵泡大小以及男孩睾丸大小，来判断发育的基本情况。这对于确认是否有早熟现象也非常重要，有助于医生制定进一步的治疗方案。

● 影像学检查：如头部 MRI 或 CT 扫描，用于排除颅内病变等原因导致的早熟。通过影像学检查，可以检测是否存在影响下丘脑和垂体功能的肿瘤或病变。由于垂体是内分泌中枢，因此疑似中枢性性早熟者需要检查垂体磁共振（MRI）

● 部分性早熟儿童还需要检查甲胎蛋白（AFP）和绒毛膜促性腺激素（HCG），以排除生殖细胞瘤等。

● 有的还需要进行肾上腺功能或相关 B 超检查，以排除肾上腺皮质增生或肿瘤等引起的早熟，因为肾上腺也可分泌性激素。

● 对于疑似中枢性性早熟者，特别是需要考虑使用促性腺激素释放激素类似物（GnRHa）治疗者，必要时需要做促性腺激素释放激素（GnRH）激发试验明确诊断。

这些指标可以帮助医生确定孩子的性发育情况，确定是否存在性早熟等问题，从而采取相应的治疗措施。建议家长在怀疑孩子患有性早熟时，及时咨询医生，遵循医生的建议进行检查和治疗。

性早熟的自然进程

性早熟的儿童的生长高峰通常会比正常儿童更早，但这种快速生长并不会持续很长时间。由于骨骺线的提前闭合，这些儿童的最终身高往往低于其遗传身高预期。

● 早期快速生长：在性早熟的初期，儿童可能会显著高于同龄人，但这种快速生长很快会减慢。早期的快速生长可能导致家长误以为孩子会继续保持高身高。

● 骨骺线闭合：由于性激素的作用，骨骺线会提前闭合，导致生长停止，最终身高受限。早期干预可以延缓骨骺线的闭合，增加最终身高。

小贴士：性早熟是指儿童在正常发育年龄之前出现第二性征发育的现象。通过详细的病史询问、体格检查和辅助检查等各项检查，医生可以做出诊断。早期识别和诊断对及时干预和治疗至关重要，能有效延缓性发育的进程，保护孩子的生长发育和整体健康。

三、为什么会出现性早熟？

许多家长可能会感到困惑，孩子在日常生活中正常吃喝，没有特别异常，为什么就出现性早熟了呢？为了帮助家长更好地管理孩子的发育问题，下面我们来了解一下导致性早熟的常见原因。

遗传因素

遗传是影响孩子发育的重要因素。如果孩子的父母在小时候有过早发育的经历，那么孩子出现性早熟的可能性会更高。遗传因素在一定程度上决定了孩子的生长模式和发育时间。虽然这是您无法改变的部分，但了解这一点可以帮助您更早地察觉孩子的发育变化，并采取相应的措施。

环境因素

环境中的某些化学物质，如环境雌激素（如双酚 A）、邻苯二甲酸酯等，被认为可能干扰内分泌系统，从而引发性早熟。这些化学物质广泛存在于塑料制品、农药、化妆品等物品中。长期接触这些物质，尤其是在婴幼儿时期，可能会对儿童的内分泌系统产生不良影响。

肥胖和营养因素

现代社会中，儿童肥胖问题越来越普遍。肥胖会导致体内脂肪组织的增加，而脂肪组织可以转化并储存雌激素，从而导致体内雌激素水平升高，引发性早熟。此外，营养过剩也可能导致身体提前进入发育阶段。过量摄入高糖、高脂肪的食物，会刺激性激素的分泌，进而加速性发育。

心理压力和情绪低落

心理压力和情绪低落也是导致性早熟的一个重要因素。长期的心理压力和情绪低落，可能会通过神经内分泌途径，影响下丘脑－垂体－性腺轴的功能，进而提前启动性发育。家庭环境的变化，如寄养、父母离异、家庭暴力等，都可能对孩子的心理产生深远影响。

过早接触性信息

随着信息时代的发展，孩子们比以往任何时候都更容易接触到各种信息，包括与性相关的内容，如言情图画、爱情影视剧。过早地接触这些信息，可能会对孩子的心理和生理产生影响，加速他们的性发育。家长需要引导孩子接触适龄的信息，避免不适当的内容对他们的发育产生影响。

疾病和其他健康问题

某些疾病和健康问题也可能导致性早熟。例如——

● 中枢神经系统疾病：如脑肿瘤、脑外伤或中枢神经系统感染等，都可能导致下丘脑和垂体功能异常，提前启动性发育。

● 内分泌疾病：如甲状腺功能亢进、肾上腺皮质功能亢进等，都可能通过增加体内性激素水平，引发性早熟。

● 卵巢或睾丸肿瘤：这些肿瘤可能直接分泌性激素，导致体内性激素水平异常升高，引发性早熟。

药物影响

　　某些药物也可能导致性早熟。例如，长时间使用含有性激素的药物，如某些类固醇药物，可能会干扰体内的激素平衡，导致提前性发育。

预防性早熟，家长日常要做好的以下几件事

　　1. 健康饮食、规律运动，控制体重：肥胖是导致孩子性早熟最常见的原因之一。有资料显示，肥胖儿童发生性早熟的概率是一般儿童的 2.34 倍。因为脂肪堆积，会导致孩子体内芳香化酶的活性增加，而芳香化酶是负责把雄激素转化为雌激素的物质，雌激素达到一定程度就会引发性早熟。

　　2. 定期监测、关注骨龄：骨龄是衡量孩子生长发育情况较为精确的标准。通过定期监测骨龄，可以及时发现孩子的发育异常，对矮小、性早熟等情况，进行尽早干预。

　　3. 关注孩子发育情况：家长需要关注孩子的发育情况，如果孩子过早出现第二性征或者身高快速增长，家长一定要提高警惕，及时就诊。需要提醒家长的是，孩子性早熟在初期难以发现，因为性早熟的孩子会有一段快速增长的时期，往往家长会认为孩子进入生长高峰期，殊不知，这样的身高增长，正在透支未来的长高空间。

　　4. 保持良好的睡眠：睡眠对于维持正常的内分泌系统功能至关重要。睡眠不足或睡眠质量差可能干扰体内激素的平衡。而良好的睡眠不仅能促进生长激素的分泌，保证身高的增长，还能产生较多的褪黑素，能抑制腺垂体促性腺激素的释放，预防性早熟。

小贴士： 性早熟的发生原因复杂多样，涉及遗传、环境、肥胖和营养、心理压力和情绪低落、过早接触性信息、疾病和其他健康问题以及药物等多个方面。了解这些原因，家长可以更好地采取预防措施，减少孩子接触潜在风险因素。保持良好的家庭环境、合理的饮食、适量的运动，以及减少有害化学物质的接触，都是有效的方法。

四、性早熟的危害

当孩子被诊断为性早熟后，家长们常常会感到紧张和不安，担心这会对孩子产生不良影响。在这里，我们将与家长们一起探讨性早熟的危害以及应对措施，以便更好地保护孩子的健康与发展。

影响最终身高

性早熟最显著的危害之一是影响最终身高。由于性激素的过早分泌，骨骺线提前闭合，导致骨骼生长过早停止。尽管性早熟的孩子在早期可能比同龄人更高，但由于骨骺线闭合较早，他们的长高潜力被提前耗尽，最终身高往往低于正常发育的孩子。

心理压力大，自尊心受损

性早熟的孩子由于身体发育较早，可能会面临同龄人的好奇和评论，进而产生心理压力，并感到自尊心受损。他们可能会感到自己与其他孩子不同，产生自卑、焦虑等负面情绪。

社交挑战

性早熟的孩子可能会面临一些社交挑战。他们在身体发育上与同龄人不同步，可能会感到格格不入。例如，一个发育较早的女孩可能会在体育课上因为身体变化而感到尴尬，或者因为月经问题而不愿意上游泳课。这些情况都会影响孩子的社交生活和自信心。

性早熟引发的行为问题

由于性早熟，孩子的生理和心理发育不协调，可能导致一系列行为问题。他们可能会做出比实际年龄更成熟的行为，但心智却尚未成熟，容易受到外界的不良影响。

影响学习

性早熟对孩子的学习也可能有负面影响。由于身体和心理上的压力，孩子可能会出现注意力不集中、学习成绩下降等问题。心理困扰和自尊心受损会让孩子对学习失去兴趣，甚至产生逃避心理。因此，家长和老师需要密切关注孩子的学习状况，提供必要的支持和鼓励，帮助他们克服困难。

与健康相关的风险

性早熟的孩子在成年后可能面临一些健康风险。如代谢综合征、糖尿病和心血管疾病等。性激素水平的异常可能对身体的其他系统产生影响，增加患病风险。

家庭影响

性早熟还会影响整个家庭的动态。孩子的身体和情绪变化可能会给家庭带来额外的压力。家长可能需要更多的时间和精力来处理孩子的问题，甚至可能需要寻求专业的帮助。家庭成员之间的理解和支持，对于帮助孩子度过这个特殊时期非常重要。

如何应对性早熟

面对性早熟的危害，您可以采取一些积极的措施来减轻其影响。首先，及时带孩子就医，了解具体情况，确定是否需要治疗。其次，保持与孩子的沟通，帮助他们理解和应对身体的变化，为孩子提供心理支持和指导，鼓励他们积极参与社交活动。最后，注意孩子的营养和生活习惯，帮助他们保持健康的生活方式。

> **小贴士**：性早熟不仅影响孩子的身体发育，还可能对孩子的心理健康、社交生活、行为、学习和未来健康产生深远的影响，并有可能影响家庭氛围。作为家长，您需要及时关注和应对这些变化，并寻求专业医生的帮助。通过科学的干预和管理，可以减轻性早熟带来的危害，帮助孩子健康快乐地成长。

五、性早熟的治疗

当您的孩子被诊断为性早熟时，您可能会感到困惑和担忧，不知道接下来该怎么办。幸运的是，性早熟的治疗已经很成熟，医生会根据孩子的具体情况制定最适合的治疗方案。接下来，我们就一起来了解性早熟的治疗方法以及如何帮助孩子顺利度过这一特殊阶段。

治疗的必要性

性早熟的治疗主要目标是延缓性发育，防止骨骺过早闭合，以提升最终身高。同时，治疗还可以减轻性早熟带来的心理和社交等方面的影响。及时治疗不仅能够确保孩子的身体健康，还能为孩子提供更好的心理支持，帮助他们健康成长。因此，了解治疗的必要性有助于家长做出明智的决策。

治疗方法

性早熟的治疗方法会根据孩子的具体发育情况、年龄以及骨龄的超前程度来决定。常见的治疗方式包括以下几种。

药物治疗：药物治疗是性早熟最常见的干预方式，指通过药物抑制体内性激素的过早分泌，延缓骨龄的过快增长，进而保留更多的身高增长潜力。常用的药物是促性腺激素释放激素类似物（GnRHa），每月或每季度注射一次，直到孩子接近正常发育年龄再停止。药物治疗的效果因人而异，但大多数孩子在治疗后能够延缓发育，获得更多身高增长时间。

病因治疗：如果性早熟是由其他疾病引发的，比如肿瘤、卵巢囊肿或甲状腺功能异常，治疗应首先针对这些基础疾病。一旦病因得到控制，性早熟的症状通常也会得到缓解。因此，及时发现并治疗潜在疾病是至关重要的。

生活方式调整：家长在帮助孩子治疗性早熟时，还应注意生活方式的调整。首先，控制孩子的体重，避免肥胖，因为肥胖可能加速性发育。饮食上要避免含有激素的食物和保健品，如蜂王浆，减少高糖、高脂肪食物的摄入，确保饮食均衡，多吃富含维生素和矿物质的蔬菜水果。此外，尽量减少孩子接触含有环境激素的物质，比如某些塑料制品和化学品，避免使用含雌激素的化妆品或保健品。

心理支持：性早熟的孩子常因身体变化而感到不安，尤其是当他们的外貌与同龄人相比过早成熟时。家长应给予孩子更多的关注，帮助他们正确认识自己正在经历的变化，积极引导他们适应新变化，并在必要时寻求专业心理咨询师的帮助。通过有效的心理支持，孩子能够更好地应对这一特殊阶段，减轻心理负担。

定期监测：在治疗期间，定期复查非常重要。通过定期监测孩子的骨龄、激素水平和生长速度，医生能够确保治疗的有效性，并根据实际情况调整治疗方案。通常建议每隔 3～6 个月进行一次骨龄和生长发育的评估，以及时发现问题并做出相应调整。

家庭支持：家庭支持在孩子性早熟的治疗过程中至关重要。作为家长，您需要为孩子提供一个稳定、放松的环境，帮助他们应对身体和心理上的变化。应与孩子保持开放的沟通，解释他们正在经历的变化，并给予充分的理解和支持。同时，家长还应严格遵循医生的建议，确保治疗过程顺利进行。

性早熟在什么样的情况下需要打"抑制针"？

家长们所说的这个抑制针指的是促性腺激素释放激素类似物，也就是平常医生说的 GnRHa。对于性早熟，家长最大的担心就是影响孩子身高，焦虑的家长往往急于寻求药物治疗。其实并不是所有的性早熟都需要治疗，要治疗的也不是都需要打抑制针。临床中我们接诊每一个孩子时，先要分类找病因，再决定要不要治以及怎么治。

如果遇到特发性中枢性性早熟或由外周性性早熟转变来，且原发病已经治疗，而骨龄提前明显、长高潜力已经丢失，预测最终身高不理想的孩子，医生就有可能会建议给孩子打抑制针治疗。

目前国内用的 GnRHa 主要有亮丙瑞林和曲普瑞林，这两种药物是当前特发性中枢性性早熟的主要治疗选择。使用药物以后，性腺轴会被抑制，从而延长长高的时间。对于生长速度慢，预测最终身高不理想的孩子，医生可能还会联合使用重组人生长激素（rhGH）促进身高增长。rhGH 具有促进软骨细胞增殖分化、促进骨骼线性增长的作用，外源性补充 rhGH 可提高孩子生长速度，直至身高追至理想靶身高所在生长曲线。

性早熟打抑制针后会有不良反应吗？

抑制针通常是安全的，但仍可能会有一些不良反应。常见的不良反应包括：注射部位疼痛或肿胀、头痛、恶心或呕吐、肌肉痉挛或抽搐、皮疹或过敏反应、生长速度减缓。

如发生这些情况可请医生进行判断。

六、性早熟都需要治疗吗?

并非所有的性早熟都需要治疗。是否治疗取决于具体情况和个体差异。对于某些轻度或自限性的性早熟，医生可能会建议定期观察和监测，而不建议立即进行干预。然而，对于那些进展迅速的性早熟，或者出现明显症状并伴有心理困扰的孩子，及时治疗是必要的。治疗的目的是延缓性发育的进程，从而延长生长时间，提高最终身高。在决定是否需要治疗时，医生会综合考虑孩子的年龄、性发育程度、骨龄、激素水平以及性早熟的潜在原因。

什么时候需要治疗?

1. 中枢性性早熟（CPP）：这类性早熟通常需要治疗，因为性激素的提前分泌会导致骨骺线提前闭合，限制最终身高。

2. 外周性性早熟（PPP）：需要根据具体病因决定是否治疗，如肿瘤、囊肿等情况通常需要手术或药物治疗。

3. 快速生长和骨龄提前：如果孩子的生长速度异常快，骨龄显著提前，且有性早熟的症状，通常需要治疗以延缓骨骺线闭合，保护最终身高。

4. 心理和社交受影响：如果性早熟对孩子的心理和社交产生了负面影响，治疗可能是必要的，以减轻焦虑和情绪问题。

什么时候可以观察等待?

1. 轻度性早熟：性发育迹象轻微且进展缓慢的儿童，可以选择观察等待，定期进行随访评估。

2. 无显著骨龄提前：如果骨龄与实际年龄差距不大，且生长速度在正常范围内，可以暂时观察。

3. 心理影响轻微：如果孩子在心理和社交方面没有显著问题，且能够正常参与日常活动，可以选择观察。

决定治疗的因素

1. 年龄和性别：女孩在 7.5 岁之前出现乳房发育或 10 岁之前来月经初潮，男孩在 9 岁之前出现睾丸增大迹象通常需要评估，可能需要治疗。

2. 骨龄和生长速度：骨龄显著提前且生长速度异常快的儿童需要治疗。

3. 激素水平：性激素水平显著升高的儿童需要治疗。

4. 病因：中枢性或外周性病因明确且影响严重时需要治疗。

5. 心理和社交影响：孩子出现心理问题或社交障碍时需要治疗。

治疗的利弊权衡

任何治疗方法都有其优点和缺点，性早熟的治疗也不例外。在决定是否进行治疗时，医生会与您详细讨论各种治疗方法的利弊，帮助您做出最适合孩子的决定。

1. 治疗的利

- 延缓骨骺线闭合，提高最终身高。

- 减轻心理负担，改善孩子的心理状况和社交适应性。

- 预防长期健康问题，减少成年后肥胖、心血管疾病等患病风险。

2. 治疗的弊

- 出现药物副作用，如注射部位反应、情绪波动、体重变化等。

- 加重经济负担，长期药物治疗有较高的经济成本。

- 治疗有依从性，需要长期、定期治疗和随访，可能影响孩子和家庭的生活安排。

随访和观察

治疗期间, 定期的随访和观察是非常重要的。 医生会每 3 ～ 6 个月对孩子进行一次随访, 监测生长和发育情况。 这包括测量身高和体重, 评估性发育的进展, 以及检查激素水平。 医生还会通过手部 X 光片评估骨龄等。

1. 定期随访: 每 3 ～ 6 个月进行一次随访, 监测生长和发育情况。

2. 激素水平监测: 定期血液检测, 评估性激素水平变化。

3. 骨龄评估: 每年根据需要进行骨龄评估, 了解骨骺的发育情况, 预测最终身高和评估治疗效果。

4. 调整治疗方案: 根据随访结果和个体反应, 医生可能会调整治疗方案, 以确保最佳效果。如果孩子在治疗过程中出现任何不适或异常反应, 应及时与医生沟通, 进行调整。

七、不易察觉的男孩性早熟

> **诊室案例**: 小峰妈妈身高 163 厘米, 爸爸身高 177 厘米, 孩子的身高在同龄人中并不算矮, 可医生却说小峰将来可能长不到 170 厘米。以前妈妈从未担心过儿子的身高发育问题, 却没想到如今竟成了一个大烦恼。
>
> 小峰的身高异常引起妈妈注意, 是从今年春节后开始的。她发现 11 岁的儿子个子长得特别快, 脚也长得特别快, 刚买一个月的新鞋就穿不下了。于是, 妈妈决定带小峰去医院检查, 并拍了骨龄片。结果出乎意料, 医生告诉她, 孩子的骨龄足足超前了两年。经过进一步检查, 小峰被诊断为性早熟, 预测最终身高不足 170 厘米。
>
> 妈妈这才意识到, 原来性早熟是"幕后黑手", 而儿子的早发育已经持续了一段时间, 自己却丝毫没有察觉。的确, 男孩的性早熟往往相比女孩更不易被发现, 因此家长一定要更加留意孩子的发育状况。

从性早熟的发病率来看, 男女之比为 1：10, 因此女孩的性早熟被更多地关注。相比女孩, 男孩的性早熟更难以察觉, 因为男孩的性发育特征往往不如女孩明显。对于男孩的性早熟，早期干预同样重要，以避免对未来身高和心理健康的负面影响。

男孩性早熟的特点

男孩性早熟的症状通常比女孩更难察觉，因为男性第二性征的发展速度较慢且不如女性显著。以下是一些男孩性早熟的常见症状和特点——

1. 睾丸和阴茎增大

● 初期变化：性早熟的男孩最早的体征通常是睾丸和阴茎的增大。这一变化可能在早期不明显，需要仔细观察。

● 持续增长：随着时间的推移，睾丸和阴茎会继续增大，这是男孩性早熟的重要标志。

2. 阴毛和腋毛出现

● 阴毛发育：性早熟的男孩通常会在较早的年龄开始长出阴毛，可能是在8～9岁，甚至更早。

● 腋毛和其他体毛：腋毛和其他体毛也会逐渐出现，但这些变化可能在初期不太明显。

3. 声音变低沉

性激素的增加会导致声带发育，使声音逐渐变低沉。这一变化可能较为缓慢，不易被家长察觉。

4. 肌肉发达

● 肌肉增长：男孩性早熟会导致肌肉发达，孩子的体型可能会变得更加壮实。

● 运动能力提升：性早熟的男孩在运动能力上可能表现出优势，但这也可能掩盖性早熟的其他症状。

早期识别的手段

尽早识别男孩性早熟对于及时干预和治疗至关重要。早期识别可以帮助预防骨骺线提前闭合，提高最终身高，减轻心理和社交压力。

1. 定期体检

- 生长监测：定期测量孩子的身高、体重和体脂，监测生长速度，及早发现异常。

- 体格检查：医生在定期体检中会评估孩子的第二性征发育，帮助识别性早熟的早期迹象。

2. 家长观察

- 注意变化：家长应密切关注孩子的身体变化，如睾丸和阴茎增大、阴毛和腋毛出现、声音变化等。

- 记录成长：记录孩子的成长过程，包括身高、体重和发育变化，帮助医生进行评估。

3. 咨询专业医生

- 医学评估：如有疑虑，应及时咨询儿科或内分泌科医生，进行专业评估。

- 影像学检查：必要时，医生可能会建议进行头部 MRI 或 CT 扫描，以排除中枢神经系统病变。

治疗和管理

男孩一旦确诊性早熟，及时干预和治疗至关重要。治疗的主要目标是延缓性发育，延缓骨骺线闭合，最大限度地提高最终身高。治疗与管理的方式可参照上一节。

第八章

生长激素的真相

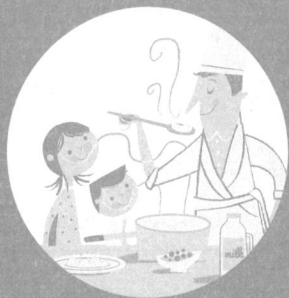

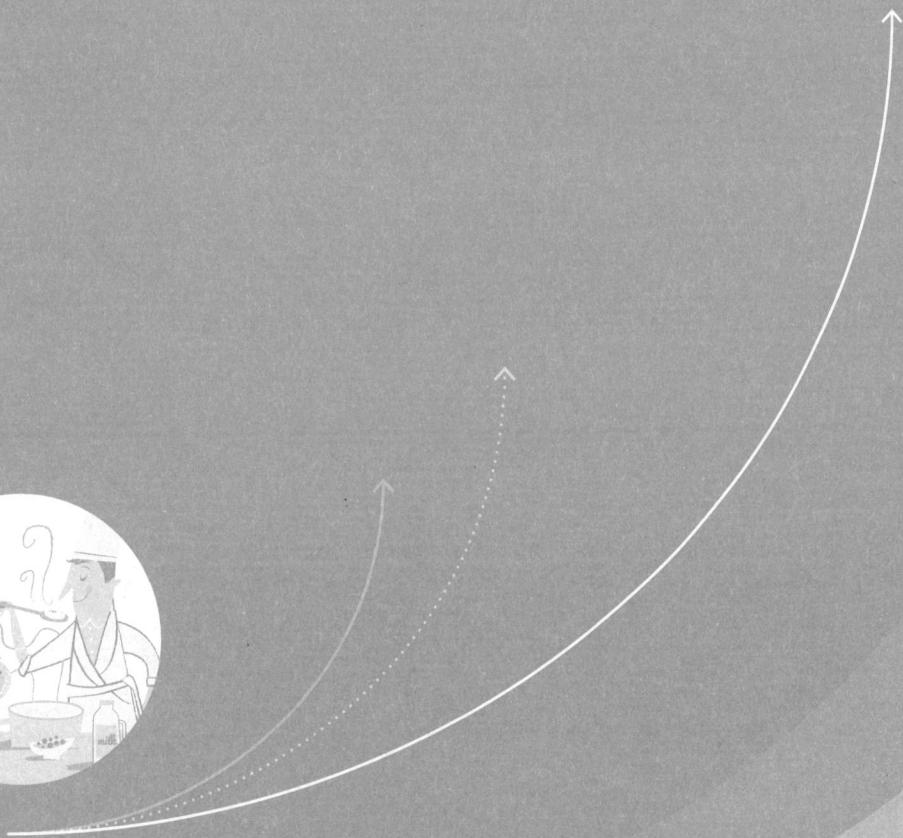

生长激素，作为一种在儿童和青少年成长过程中至关重要的激素，一直以来备受关注，甚至很多人觉得它很神秘。许多家长在面对孩子生长问题时，常常会考虑是否应该使用生长激素。的确，关于生长激素的诸多问题，如它的本质、使用的必要性、最佳使用时机、效果和副作用等，往往让家长感到困惑。本章将和大家探讨这些问题，帮助您做出明智的决定。

一、生长激素是什么东西?

生长激素（Growth Hormone，GH）是由位于大脑底部的脑垂体前叶分泌的一种多肽激素。它在人体的生长发育和代谢调节中起着至关重要的作用。生长激素通过与生长激素受体结合，激活一系列信号通路，影响身体的多项生理功能。

生长激素的分泌调节

生长激素的分泌通常呈现脉冲性，尤其在夜间深度睡眠时达到高峰。这种分泌模式主要受到下丘脑分泌的生长激素释放激素（GHRH）和抑制激素（Somatostatin）的调节。影响生长激素分泌的主要有以下因素——

● 年龄：儿童和青少年的生长激素分泌量显著高于成年人，尤其是在快速生长期。研究显示，青春期是生长激素分泌的高峰期，这也是为什么很多孩子在青春期出现"蹿高"现象。

● 睡眠：充足的深度睡眠促进生长激素的分泌，而睡眠不足或质量差则会抑制其分泌。科学研究表明，深度睡眠阶段的生长激素分泌量占每日总分泌量的 70% 以上，因此保证良好的睡眠质量对孩子的生长发育至关重要。

● 营养：充足的蛋白质摄入和稳定的血糖水平有助于生长激素的分泌。蛋白质是合成生长激素的原料，而碳水化合物的摄入则能维持血糖水平，从而间接促进生长激素的分泌。

● 运动：剧烈运动和体力活动可短暂增加生长激素的分泌。研究表明，高强度间歇训练（HIIT）和力量训练对于生长激素分泌的刺激效果尤其显著。

生长激素的作用机制

生长激素通过直接和间接作用发挥其生理功能。直接作用是生长激素与目标细胞的受体结合，激活细胞内信号通路，促进蛋白质合成和细胞分裂。间接作用主要指通过促进肝脏分泌胰岛素样生长因子 IGF-1，IGF-1 再通过血液循环到达全身各个组织，发挥其促生长的作用。

生长激素的主要作用

生长激素在体内发挥着多种重要作用，这些作用不仅限于促进孩子的身高增长，还包括多方面的生理调节。

● 促进骨骼生长：生长激素通过增加骨骼中的软骨母细胞和软骨细胞的分裂和增殖，促进骨骼的纵向增长，特别是长骨的生长。真实案例显示，在某些因生长激素缺乏而导致患矮小症的儿童中，进行生长激素治疗后，他们的身高年增长量从 3 ～ 4 厘米增加至 8 ～ 10 厘米，效果显著。

● 提高肌肉质量：生长激素促进肌肉蛋白质的合成和肌肉纤维的增长，从而提高肌肉质量和力量。这不仅对孩子的体格发育有益，也有助于增强他们的运动能力。

● 减少脂肪储存：生长激素通过增加脂肪分解酶的活性，减少脂肪储存，尤其是内脏脂肪的积累。研究发现，生长激素治疗可以有效减少腹部脂肪，从而降低未来患上代谢综合征的风险。

● 维持心血管健康：生长激素可增强心肌的收缩力和改善血脂水平，对心血管系统具有保护作用。长期研究表明，生长激素的缺乏与心血管疾病的风险增加有关，而保持适当的生长激素水平则有助于降低这一风险。

● 增强免疫功能：生长激素可以调节免疫细胞的功能，从而提高机体的免疫力。在一些慢性病如哮喘的治疗中，适量的生长激素补充可以改善患者的整体健康状况。

二、必须要用生长激素吗？

当医生经过各种检查，建议身材矮小的孩子使用生长激素治疗时，许多家长都会产生各种各样的纠结。这些纠结是非常值得理解的，因为生长激素治疗通常需要较长的时间，费用不低，给家庭和孩子的生活带来一定的不便，尤其是关于生长激素可能的副作用，更是令家长们忧虑重重。生长激素的使用一直是医学界和家长们关注的热点。是否必须使用生长激素，取决于具体的医疗指征和孩子的生长状况。生长激素的使用需要经过严格的医学评估，确保其对孩子的生长发育有显著的益处。

生长激素的适应证

生长激素并不是所有矮小儿童都需要使用的药物。只有在特定的医学条件下，生长激素才被认为是有效的治疗手段。以下是几种常见的需要使用生长激素的情况。

1. 生长激素缺乏症（GHD）

垂体功能异常导致生长激素分泌不足的患儿通常生长迟缓、身材矮小。

这种情况下，使用生长激素治疗可以显著改善患儿的生长速度和最终身高。某些患儿在治疗后的身高年增长量可以从不足 4 厘米提高到 8 ～ 10 厘米，效果显著。

2. 特发性矮小（ISS）

有时生长激素水平正常，医生也会建议采用生长激素治疗，下面提到的几种就属于这种情况。

特发性矮小指的是儿童的身高显著低于平均水平，但没有明确的生长激素缺乏或其他系统性疾病。

ISS 患儿在使用生长激素后可以得到一定的生长促进。研究显示，ISS 患儿在接受生长激素治疗后的平均身高增长 7 ～ 8 厘米。

3. 特纳综合征

特纳综合征是一种由 X 染色体部分或全部缺失引起的遗传疾病，患者通常表现为身材矮小、性发育迟缓。

生长激素治疗可以帮助这些患儿达到更接近正常的身高。数据表明，特纳综合征患儿在使用生长激素治疗后，最终身高可增加 10 ～ 15 厘米。

4. 慢性肾功能不全

慢性肾功能不全会影响儿童的生长发育，导致身材矮小。

生长激素治疗可以帮助这些患儿改善生长状况，达到更接近正常的身高。临床观察表明，这些患儿在治疗后身高显著增长，且生活质量会得以改善。

5. 小于胎龄儿（SGA）

小于胎龄儿指的是由于各种原因导致出生时体重和/或身高低于同胎龄正常参考值第 10 百分位的新生儿。

这些儿童尽管生长激素水平可能正常，但有一部分在成长过程中可能需要生长激素的支持，以达到正常的生长速度。研究表明，早期使用生长激素治疗可以有效改善这些儿童的生长轨迹，使其最终身高接近或达到正常水平。

此外，生长激素还被用于治疗成人生长激素缺乏症、艾滋病相关的体重减轻等。这些适应证进一步表明了生长激素的广泛应用潜力，但也提醒我们，生长激素的使用必须根据具体情况进行严格的医学评估。

生长激素用药前评估

在决定是否使用生长激素之前，医生会进行全面的评估，以确保治疗的必要性和有效性。常见的评估方法包括——

● 病史和体格检查：了解儿童的生长发育史、家族身高情况、营养状况和全身健康情况，以排除其他可能导致矮小的因素。

● 生长速度和身高测量：连续监测儿童的生长速度和身高，判断其生长趋势，通常，身高增长速度低于正常水平的儿童才可能需要考虑生长激素治疗。

● 骨龄评估：通过手部 X 光片评估骨龄，判断骨骼成熟度与实际年龄的差异。骨龄的延迟或提前可能提示生长发育的异常，需要进一步的干预措施。

● 生长激素刺激试验：通过药物或生理刺激（如运动）诱导生长激素分泌，测定血液中的生长激素浓度，以评估生长激素的分泌功能。此试验有助于确诊是否存在生长激素缺乏症。

● 其他辅助检查：如血常规、生化指标、甲状腺功能检查、肾上腺功能检查、超声检查、染色体检查、垂体核磁等检查，排除其他可能影响生长的疾病。这些检查有助于全面评估儿童的健康状况，确保生长激素治疗的安全性。

生长激素治疗的常见误区

在使用生长激素的过程中，家长需避免以下常见误区——

1. 盲目使用：生长激素并非万能药，不是所有孩子都适合使用，只有在明确适应证的情况下才能考虑使用，避免盲目跟风或出于焦虑盲目使用，这可能带来不必要的副作用。

2. 剂量过大：过量使用生长激素可能引发严重的副作用，如糖代谢紊乱、关节疼痛等问题，家长应严格遵循医嘱用药，医生会根据孩子的具体情况精确调整剂量，以最大限度地降低副作用的风险。

3. 忽视综合因素：有些家长或孩子误以为使用了生长激素后，就可以忽视生活方式的调整，如均衡饮食、充足睡眠和适当运动，这种想法是错误的。即便使用生长激素，如果饮食不均衡、熬夜或缺乏运动，治疗效果也会大打折扣。药物治疗必须与健康的生活习惯相结合，才能发挥最大效果。

三、生长激素几岁开始用合适？用多久？

生长激素治疗的最佳开始年龄和治疗持续时间取决于每个孩子的具体情况。对于不同的孩子，生长激素的使用策略会有所不同。以下将详细探讨生长激素治疗的最佳开始年龄、治疗持续时间以及相关的医学考量。

生长激素治疗的最佳开始年龄

1. 生长激素缺乏症（GHD）

● 诊断后尽早开始：在明确诊断为生长激素缺乏症后，通常建议诊断后即可开始生长激素治疗，以期在青春前期获得最大的身高增长。

● 早期治疗的优势：早期治疗有助于最大限度地利用儿童的生长潜能，提高最终身高。早期干预可以有效刺激骨骺软骨细胞的分裂和增殖，促进长骨的生长，从而显著改善患儿的生长速度和最终身高。

2. 特发性矮小（ISS）

● 3 ～ 4 岁开始：2023 年《儿童特发性矮身材诊断与治疗中国专家共识》建议特发性矮小的儿童开始治疗年龄为 3 ～ 4 岁。

● 个体化评估：具体开始治疗的时间需要根据个体生长状况和医生的评估来决定，研究表明，早期干预可以使这些儿童的最终身高接近甚至超过正常水平。

3. 特纳综合征

● 确诊后尽早开始：特纳综合征的儿童在确诊后即可开始生长激素治疗，通常在 2 ～ 5 岁之间开始治疗，可早至 2 岁开始。临床数据显示，早期干预的患儿最终身高可增加 10 ～ 15 厘米。

4. 慢性肾功能不全

● 早期干预：在慢性肾功能不全确诊后，尽早开始生长激素治疗可以帮助改善患儿的生长状况，具体开始时间应由专科医生根据病情决定，早期治疗有助于减少身高受限的风险，并提高生活质量。

5. 小于胎龄儿（SGA）

● 2 ～ 4 岁之间开始：若 2 ～ 4 岁小于胎龄儿无追赶生长[①]，则通常建议在 2 ～ 4 岁期间开始生长激素治疗，早期干预有助于弥补生长迟缓，达到正常生长速度，这类儿童如果不进行及时干预，最终身高可能会显著低于正常水平。

---

① 指没有追赶上正常儿童的身高。如追赶上了则无须治疗。

生长激素治疗的持续时间

生长激素治疗的持续时间因人而异，取决于个体的生长反应、治疗目标和骨龄成熟情况。以下是一些常见的治疗持续时间的考量——

1. 生长激素缺乏症（GHD）

● 治疗至骨骼成熟：通常情况下，生长激素治疗会持续到骨骼成熟，即骨龄接近 14 ～ 16 岁，或身高增长速度明显减慢。这段时间通常是青春期结束之前。

● 定期评估：在治疗过程中，医生会定期评估患儿的生长速度、身高和骨龄，以决定是否继续治疗或调整治疗方案。

2. 特发性矮小（ISS）

● 个体化治疗：ISS 患儿的治疗时间取决于其生长反应和预期身高，通常在达到预期身高后，或当骨骺线接近闭合时结束治疗，某些儿童在治疗过程中可能会出现生长加速现象，这时需要调整治疗方案。

● 定期监测：定期监测生长情况，调整治疗方案，以确保最佳效果，临床观察表明，定期的骨龄评估和生长监测对于成功管理 ISS 患儿的治疗至关重要。

3. 特纳综合征

● 长期治疗：特纳综合征患儿的生长激素治疗通常会持续至骨骺线闭合，治疗期间需定期评估治疗效果和副作用，以确保患儿能够获得最佳的生长效果，数据表明，长期治疗可以显著改善这些患儿的身高和生活质量。

4. 慢性肾功能不全

● 持续至病情稳定：在病情稳定和生长速度达到正常范围后，可考虑逐步停用生长激素，具体停药时间需根据医生的建议决定，某些情况下，随着病情的变化，治疗时间会有所变化。

5. 小于胎龄儿（SGA）

● 达到正常生长速度：小儿胎龄儿的生长激素治疗通常会持续到其生长速度达到正常范围时，医生会定期随访评估治疗效果，决定是否继续治疗，研究表明，持续的生长激素治疗可以帮助小于胎龄儿接近或达到正常的最终身高。

四、生长激素的效果和副作用

生长激素治疗在改善矮小儿童的身高和总体健康方面具有显著的效果。然而，任何药物治疗都可能伴随副作用，生长激素治疗也不例外。在决定是否使用生长激素时，您和医生需要权衡其潜在的益处和风险。

生长激素治疗的效果

1. 促进身高增长

● 生长激素缺乏症（GHD）：对于患有生长激素缺乏症的儿童，生长激素治疗可以显著提高其生长速度和最终身高。研究表明，这些儿童在接受生长激素治疗后的生长速度可以恢复至正常水平，甚至超过正常儿童的生长速度。

● 特发性矮小（ISS）：特发性矮小儿童在接受生长激素治疗后，其生长速度和最终身高也会有所改善，尽管效果可能不如 GHD 儿童明显，但 ISS 儿童通常可以在治疗后达到更接近平均水平的身高。

● 特纳综合征：生长激素治疗能够显著提高特纳综合征患儿的生长速度，帮助他们达到更接近正常范围的身高。

● 小于胎龄儿（SGA）：对于小于胎龄儿，生长激素治疗有助于弥补其早期生长迟缓，促进其在童年和青春期的快速生长，最终达到或接近正常身高。

2.改善身体组成

● 增强肌肉质量：生长激素治疗可以促进肌肉蛋白质合成，增强肌肉质量和力量，这对于体弱或肌肉发育不良的儿童尤为重要。

● 减少脂肪储存：生长激素治疗有助于减少体脂，特别是内脏脂肪的储存，改善体脂分布，预防肥胖相关疾病。

3.增强代谢和免疫功能

● 促进代谢：生长激素治疗可以改善儿童的整体代谢水平，增强食欲和营养吸收，提高能量代谢率。

● 增强免疫功能：生长激素治疗可以调节免疫系统，增强机体对感染和疾病的抵抗力。

生长激素治疗的副作用

尽管生长激素治疗对促进生长有显著效果，但也可能带来一些副作用。以下是常见副作用及其管理方法——

1.注射部位反应

● 症状：注射部位可能出现红肿、疼痛或瘙痒。

● 管理：适当更换注射部位，使用冰敷或局部麻醉药膏可缓解不适。

2.关节和肌肉疼痛

● 症状：一些儿童在治疗期间，尤其是在快速生长期，可能会感到关节或肌肉疼痛。

● 管理：适当调整生长激素剂量，结合温和的物理治疗或使用非处方止痛药物来缓解症状。

3.头痛

● 症状：少数儿童可能在治疗初期出现一过性头痛。

● 管理：如头痛持续或严重，应及时咨询医生，排除其他潜在原因，并根据医生建议调整治疗方案。

4. 糖代谢异常

● 症状：生长激素治疗可能影响糖代谢，增加胰岛素抵抗和患糖尿病的风险。

● 管理：定期监测血糖水平，保持健康饮食和适度运动。如发现糖代谢异常，应及时调整治疗方案。

5. 水潴留和肿胀

● 症状：生长激素治疗可能导致水潴留，导致面部或四肢轻度肿胀。

● 管理：通常不需要特殊处理，但如症状严重，应咨询医生调整剂量。

6. 一过性亚临床甲状腺功能减退

● 症状：极少数儿童可能出现甲状腺功能减退的迹象，但一般为一过性的，症状轻微。

● 管理：定期监测甲状腺功能，如果发现异常，应及时调整治疗或补充甲状腺激素。

7. 肿瘤风险

● 症状：尽管出现这种风险的可能性很低，但有研究表明，长期大量使用生长激素可能增加患某些类型肿瘤的风险。

● 管理：在治疗前应进行全面的医学评估，排除肿瘤病史，治疗期间需定期监测，如有异常情况，应及时停药并进一步检查。

五、生长激素使用过程中的注意事项

生长激素的使用需要遵循严格的医学指导和监测，以确保其效果和安全性。以下是使用生长激素过程中需要注意的几个关键事项。

个体化治疗方案

● 量身定制：生长激素的治疗方案应根据每个孩子的具体情况量身定制，医生会根据患儿的体重、身高、骨龄和治疗反应来调整剂量。

● 持续调整：在整个治疗过程中，医生会根据定期的随访和评估结果，调整生长激素的剂量，这确保了患儿能在安全范围内获得最佳的治疗效果。

医疗随访和评估

在生长激素治疗期间，定期的医疗随访和评估是必不可少的，通常每3～4个月进行一次，以下是一些关键的随访和评估要点——

● 生长监测：定期测量孩子的身高、体重和生长速度，以评估治疗效果，通常每3～4个月进行一次评估，确保治疗进展顺利并及时调整方案。

● 骨龄评估：通过X光片定期评估骨龄，以判断骨骼的成熟度，这是预测长高潜力及决定治疗持续时间的重要依据，通常每年进行一次。

● 血液指标监测：定期监测胰岛素样生长因子（IGF-1）水平，以确定生长激素治疗的效果，IGF-1的升高通常表明生长激素发挥了作用，定期监测血糖、胰岛素水平、甲状腺激素、肝肾功能等，有助于及时发现和处理潜在的健康问题。

● 副作用监测：密切关注治疗中可能出现的副作用，如注射部位反应、关节和肌肉疼痛、头痛等。如果出现异常症状，应立即调整治疗方案，家长应与医生保持紧密沟通，确保治疗安全性。

● 综合管理：生长激素治疗应与合理的营养、充足的睡眠和适当的运动相结合，全面促进孩子的生长发育，健康的生活习惯不仅能提升治疗效果，还能确保孩子的整体健康。

注射频率和部位

● 注射频率：生长激素制剂有每日注射剂型，也有每周注射的长效剂型。医护人员会指导您如何正确进行注射。

● 注射部位：为了减少注射部位的反应，建议每次都要轮换注射部位。常见的注射部位包括腹部、大腿和上臂。

家长教育与参与

● 了解治疗：家长应充分了解生长激素治疗的基本知识，包括其作用机制、预期效果和可能的副作用。

● 积极参与：家长应积极参与治疗过程，及时向医生反馈孩子的情况，确保治疗顺利进行。

● 心理支持：生长激素治疗是一个长期过程，家长的支持和鼓励对孩子的治疗依从性和心理健康至关重要。

应用生长激素期间的饮食和生活方式管理

● 营养均衡：确保孩子摄入足够的营养，特别是蛋白质、维生素和矿物质，这些营养素对生长发育非常重要。

● 充足睡眠：良好的睡眠对生长激素的分泌有重要影响。确保孩子有规律的作息时间，每晚保持充足的睡眠。

● 适度运动：适度的体力活动和运动对生长发育有促进作用。应鼓励孩子多参加体育活动，但要避免过度疲劳和受伤。

第九章

别让肥胖成为孩子长高的 "拦路虎"

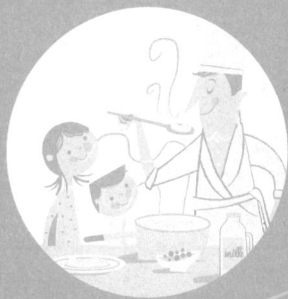

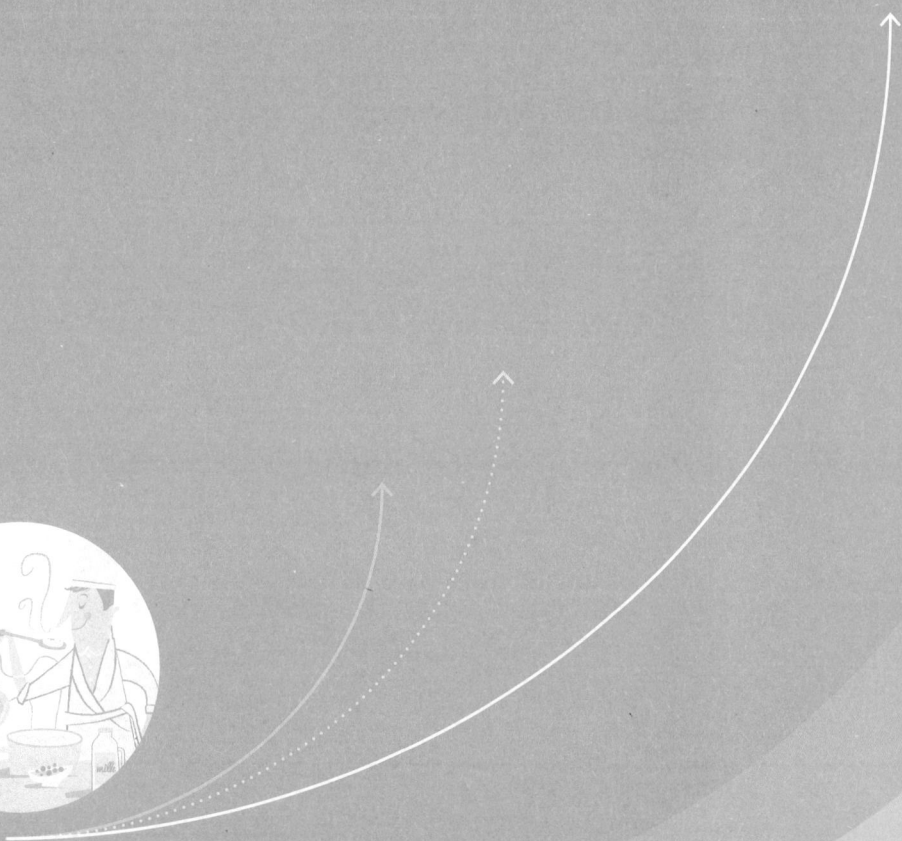

肥胖不仅是影响成人健康的隐患，也会对儿童的生长发育产生深远的不良影响。在现代社会，儿童肥胖问题已成为全球性的公共卫生挑战，肥胖对孩子的生长发育、身体健康以及心理健康的负面影响不容忽视。因此，如何有效预防和管理儿童肥胖，帮助孩子保持理想的体重，以确保其身高能够正常增长，是每个家长需要关注的重要课题。别让肥胖成为孩子长高的"拦路虎"。

一、不可轻视的儿童肥胖

诊室案例：小鹏是一个9岁的男孩，平时非常喜欢吃炸鸡腿、油条和各种糖果，且热衷于电子游戏，根本不运动。家长由于生意繁忙，经常给他钱让他自己解决吃饭问题，无暇照顾他，没能及时关注到他的体重变化。小鹏肥胖日益加重，导致他在学校的体育课上总是感到吃力，甚至出现了呼吸困难的情况。医生检查后发现，小明已经出现了早期的代谢综合征症状，包括有胰岛素抵抗和高血压的倾向。医生警告小明的家长，如果不加以干预，未来他很可能会发展为糖尿病、高血压等慢性疾病患者，并可能对他的身高增长产生负面影响。

"多吃点，才有精力完成你的作业。"

"上一天课了，让孩子赶紧坐沙发上歇一会儿吧！"

"肉、牛奶、鸡蛋是帮助长高的食物，可劲吃！"

这些看似关爱的言语，却在不知不觉中让孩子成了"小胖墩"。

随着经济的快速发展，生活方式也随之发生了变化。体力劳动的减少、快餐与加工食品的流行，使得人们的饮食结构逐渐偏向高糖、高脂肪。同时，久坐不动的生活习惯、日益增加的心理压力和睡眠问题，进一步推动了肥胖的蔓延。这些问题不仅困扰着成人群体，儿童也同样深受其害。

在许多家庭中，以车代步、使用电梯而不爬楼梯、外卖代替家庭烹饪等现象十分常见。更糟糕的是，电子产品的普及让孩子们更倾向于通过屏幕交流，而不是面对面互动，导致户外活动减少，运动量严重不足。这一系列的现代生活习惯，正在加速儿童肥胖问题的恶化。

我国儿童肥胖的严峻形势

根据《中国居民营养与慢性病状况报告（2020 年）》，我国 6 ~ 17 岁儿童与青少年的超重率和肥胖率分别为 11.1% 和 7.9%，而 6 岁以下儿童的超重率和肥胖率分别为 6.8% 和 3.6%。《中国儿童肥胖报告》显示，如果不采取有效的干预措施，预计到 2030 年，我国 0 ~ 7 岁的儿童肥胖检出率将达到 6%，肥胖儿童数量将增加至 664 万人，7 岁及以上学龄儿童超重及肥胖检出率将达到 28%，超重及肥胖儿童数量将增至 4948 万人。如此庞大的肥胖儿童群体意味着肥胖问题将成为我国儿童健康的重要挑战。

肥胖对儿童的多重危害

儿童肥胖不仅仅是体型上的问题，它对孩子的身高、健康及心理发展都有深远的影响。最直接的危害是导致骨龄提前，这意味着骨骼生长期缩短，影响孩子的最终身高。在您身边可能也有这些案例：有些小学或初中时期"又胖又高"的孩子，成年后却失去了身高优势。

此外，肥胖还会引发一系列心理问题，如内向、自卑、焦虑、抑郁等。这些心理问题不仅影响孩子的日常生活和社交能力，还可能长期影响心理健康。肥胖的儿童成年后罹患与肥胖相关疾病的风险会显著增加，这类疾病包括冠心病、高血压、糖尿病及一些癌症。这些健康问题不仅降低了生活质量，还可能缩短寿命。

研究表明，超过一半的肥胖儿童会将肥胖问题带入成年期，并逐渐显现出代谢综合征、骨骼与关节损伤等问题。因此，肥胖的多重危害不容忽视，家长必须积极干预，帮助孩子通过科学饮食和运动保持健康体重，从而避免肥胖带来的长期影响。

治疗与预防：难与易的抉择

治疗肥胖过程艰难，效果不佳，而预防肥胖成本低、效益高。儿童时期是培养生活习惯的关键阶段，行为方式一旦形成，往往会持续一生。因此，家长应从小培养孩子科学的饮食习惯和规律的运动习惯，以预防肥胖。对于已经达到肥胖标准的儿童，需要家庭、学校、医疗机构和社会共同努力，通过科学管理帮助孩子摆脱肥胖困扰，让理想体重为孩子的身高增长助力！

然而，尽管人们普遍认识到了减肥和控制体重的重要性，但要做到知行合一并不容易。控制饮食和增加运动量需要长期坚持，家长更要为孩子树立良好的榜样。摒弃不健康的饮食习惯，如少喝含糖饮料、减少高热量食品的摄入，逐步养成健康饮食和运动的习惯，才能帮助孩子有效地控制体重。家长应该和孩子一起行动起来，迈开腿，管住嘴，共同应对肥胖问题。

儿童肥胖的主要成因

1. 饮食习惯：快餐文化的普及使得许多孩子的饮食习惯变得非常不健康。许多家长忙于工作，无法监督孩子的饮食，导致孩子摄入过多的高热量食品。

2. 缺乏运动：智能手机、平板电脑和游戏机等电子产品的普及，使得孩子花费大量时间在屏幕前，而不是进行户外活动。学校的课业压力也导致孩子的体育活动时间被压缩。

3. 家庭因素：家长的生活方式和饮食习惯对孩子有着深远的影响。如果家长不注重健康饮食和运动，孩子很可能会养成不良的生活习惯。许多家长对肥胖问题认知不足，认为孩子胖一点没关系，忽视了肥胖的潜在危害。

4. 不规律的作息：不规律的作息也会影响孩子的体重。晚睡晚起、不规律的饮食时间会扰乱身体的代谢，增加肥胖的风险。

5. 情绪和压力：孩子的情绪和压力也可能影响体重。有些孩子在面对学习压力或家庭问题时，会通过吃东西来缓解情绪，这会导致体重增加。

6. 某些疾病和药物的影响：导致体重增加的疾病包括库欣综合征、甲状腺功能减退、生长激素缺乏症、高胰岛素血症等，以及下丘脑－垂体病变；导致体重增加的药物包括含糖皮质激素的药物、抗癫痫药物和抗精神病药物等。

如何科学判断孩子是否肥胖？

在我的诊室，常常会发生我建议孩子控制体重时，家长觉得孩子看上去也不算太胖的情况。这种情况的产生往往是因为家长的主观判断与科学评估之间存在差异。家长主观判断觉得孩子不胖，但科学评估显示存在肥胖风险。为了准确判断孩子是否肥胖，我们可以依靠一些科学的方法。下面是一些实用的判断标准——

1. BMI（体重指数）：BMI 是衡量体重是否正常的标准之一。公式为：

BMI＝体重／（身高 × 身高）（kg/m²）。根据不同年龄和性别，家长可以参考相关标准来判断孩子是否肥胖。

2. 体重增长速度：若孩子的体重增长速度明显快于同龄人，则可能存在肥胖风险。

3. 脂肪分布：如果孩子腹部脂肪较多，可能预示未来有健康风险，即使 BMI 正常也应格外注意。

4. 日常活动与饮食习惯：若孩子运动不足且饮食偏向高热量，即使目前体重正常，也存在肥胖风险。

5. 定期体检：定期体检有助于及时发现问题，医生可以通过全面评估提出专业建议。

二、不可小瞧肥胖对身高的影响

诊室案例：小翔是一个 13 岁的男孩，身高在同龄孩子中处于中上水平，但体重却明显超标。他的父母虽然意识到小明偏胖，却认为"胖点儿不碍事"，反而认为吃得不够会影响孩子的营养摄入和生长发育。因此，小明的家人在日常生活中常常鼓励他多吃，尤其是喜欢带他参加各种聚会，总是让他吃很多美食，但大都是高热量的食物。

随着时间的推移，小明的体重快速增加，身高增长的速度却开始放缓。小明的父母发现他相比同龄人的身高优势没有了，这引起了他们的担忧。于是，他们带着小明来到医院进行检查，结果显示小明的骨龄已经比实际年龄提前了 2 年半，这一结果令小明的父母感到震惊，因为这意味着小明的生长期可能会缩短，最终身高可能不理想。

"听说肥胖有可能会影响孩子长高？"

"别听他们瞎忽悠。"

"您看我们家小胖，不是又高又胖吗？"

实际上，肥胖对儿童身高的隐形威胁不容忽视。

首都儿科研究所附属儿童医院的高海涛、李阳、李辉研究了 7062 例不同营养状况下的中国儿童的骨骼发育特点，结果表明：消瘦和正常儿童平均骨龄与年龄相符，肥胖儿童平均骨龄提前，且女童提前幅度大于男童[1]。

肥胖使骨龄提前的风险大大增加，而骨龄提前有可能导致儿童身高发育受损。研究发现，脂肪组织生长增速越快，骨骼发育速度越快[2]。脂肪组织过量会产生更多的芳香化酶，芳香化酶可诱导雄激素转化为雌激素，高浓度雌激素水平可促进骨骺生长板软骨细胞的成熟和凋亡，耗竭增生层的软骨细胞诱导骨骺生长板融合。

如果父母的身高并不突出，但孩子又高又胖，且身高明显超过同龄人，建议最好给孩子做一下骨龄检测。如果骨龄提前明显，孩子的个子高可能是通过消耗骨龄换来的，那么，可能会导致孩子最终身高受损，需要引起重视。一般来说，如果骨龄提前 1 岁，有可能损失身高 5 厘米，如果骨龄提前 2 岁，有可能损失身高 10 厘米。当然这只是一种大致的参考，并不能一概而论。

事实上，保持匀称的体型不仅有助于维持孩子的整体健康，还能为身高增长助力。作为家长，要帮助孩子远离肥胖、保持理想的体重，从而促进他们的身高增长，这是我们需要长期坚持的目标，孩子也会一生受益。

值得庆幸的是，得益于国家各个层面对健康体重重要性的宣传和普及工作，越来越多的家长开始意识到肥胖对健康的负面影响。他们的身高体重管理意识正在逐渐提高，许多家长已经懂得了营养均衡的重要性，能够清楚地区分优选食物、限量食物和不宜食物。如今，有些家长甚至会主动描画生长曲线图，并在发现孩子的身高体重偏离正常值时，及时来咨询如何进行管理，这是我在门诊很高兴看到的现象。

关口前移，预防为主，才是解决问题的根本途径。在孩子肥胖之前进行干预，避免其发展到肥胖阶段，这是最理想的预防方式。然而，仍然有一些家长对体重和身高管理认识不足，尤其是一些老一辈的家长，对体重和身高的认知存在误区。他们常常认为孩子胖一点才是健康的表现，觉得多吃才能长高，即使孩子已经吃饱了，他们还会不断地让孩子再多吃一些。这种观念不仅容易导致孩子肥胖，带来健康风险，还可能对孩子的身高发育产生负面影响。

三、儿童超重或肥胖要不要减肥？

诊室案例：11岁的小明身高偏矮，他的家长一直担心他的身高问题，但忽视了对他的体重控制。不经意间小明的体重明显超标了，过了一个春节，体重眼看就要达到肥胖标准了。听说肥胖对小明长高不利，家长就在纠结：要不要控制小明的饮食给他减肥呢？小明的家长不得要领，于是去找医生了。
家长带他到医生那里详细咨询后意识到，过度饮食和缺乏运动是导致小明体重增加的主要原因。于是，他们决定从饮食和运动入手，帮助小明进行体重管理。他们在医生的帮助下为小明制订了一个均衡的饮食计划，减少了高热量食物的摄入，同时鼓励他每天进行至少60分钟的体育运动。三个月后，小明的体重控制得不错，医生说身高也长得不错。小明的父母感到非常欣慰，终于认识到体重管理对身高发育的重要性。

"医生说孩子太胖了，需要控制体重。"

"我昨天开始不让他吃晚饭了，可孩子一直喊饿，这样怎么减肥？"

"你这么做不对，这样是坚持不下去的。"

那么，儿童超重或肥胖到底需要减肥吗？

面对孩子的肥胖问题，许多家长都会感到困惑：孩子需要通过控制饮食来减肥吗？如果需要，应该如何科学地进行？

首先，我们需要明确的是，儿童体重管理应该以合理饮食和积极运动为主，而不应单纯依赖节食。因为孩子正处于生长发育的关键阶段，过度节食不仅难以保证健康，还可能对他们的成长产生负面影响。下面将具体介绍应如何进行儿童的体重管理。

合理的膳食管理

● 调整饮食结构：儿童的饮食应该以均衡为基础。家长应确保孩子摄入足够的蛋白质、维生素和矿物质，同时减少高热量食物的摄入。建议增加富含膳食纤维的食物，如蔬菜、水果、全谷物，减少甜食、油炸食品和含糖饮料的摄入。合理的饮食结构不仅有助于控制体重，还能支持孩子的正常发育。

● 控制进食速度：吃得太快容易导致过量摄入，因为饱腹感的信号传达到大脑需要时间。当孩子吃得太快时，大脑的饱食中枢还没有来得及反应，大量的食物已经摄入了，导致孩子已经吃多了却还没有感觉到饱。因此，鼓励孩子细嚼慢咽，吃饭时专注于食物，这样不仅有助于消化，还能帮助孩子更好地感受到饱腹感，避免过量进食。

● 合理控制进食量：对于超重或肥胖儿童来说，控制每餐的进食量是必要的，但这并不意味着要让孩子挨饿。家长可以引导孩子在七八分饱时停止进食，并避免不必要的零食摄入。健康的饮食习惯可以从家庭餐桌上开始，家长也可以与孩子一起制订健康的饮食计划，让孩子参与到管理体重的过程中来。

增加体育活动

● 增加日常运动量：运动是控制体重的重要手段。家长应鼓励孩子每天进行至少 30 分钟的中等强度运动，如跑步、跳绳、游泳或骑自行车，年龄大一些的孩子可以运动 60 分钟以上。这不仅有助于消耗多余的热量，还能增强孩子的心肺功能，促进骨骼和肌肉的健康发育。

● 减少久坐时间：现在的孩子经常花大量时间坐在屏幕前，无论是玩电子游戏还是看电视，都会大大减少他们的体力活动。家长应限制孩子每天使用电子产品的时间，并鼓励他们多参与户外活动，减少久坐时间。

● 学校的支持：学校是孩子日常活动的重要场所，家长可以与学校沟通，确保孩子有足够的时间参加体育课和课外运动，那样不仅能提高他们的体力活动水平，还能增强他们的团队合作精神和社交能力。

心理方面的支持

● 关注孩子的心理健康：肥胖问题可能会影响孩子的自尊心和心理健康，导致他们产生自卑感或焦虑情绪。家长应密切关注孩子的心理状态，及时给予支持和鼓励，帮助他们建立积极的自我形象。

● 与孩子沟通：与孩子保持开放的沟通是非常重要的。家长应倾听孩子的想法和感受，理解他们在体重管理过程中遇到的困难，并与他们一起制定合理的目标。通过积极的沟通，家长可以帮助孩子减轻压力，增强他们的自信心。

家长的榜样作用

● 以身作则：家长的生活习惯对孩子有很大的影响。如果家长能够树立健康生活的榜样，做到合理饮食、积极运动，孩子也更容易接受并模仿这些健康习惯。

● 减少干扰：用餐时，家长应避免使用电子产品或看电视，而是专注于与孩子一起享受食物的美味。这不仅有助于培养孩子的健康饮食习惯，还能增强家庭的亲密感。

● 一起运动：家长可以与孩子一起参加各种体育活动，如散步、骑自行车或游泳。一起运动不仅可以帮助孩子控制体重，还能增进亲子关系，培养孩子对运动的兴趣。

制订个性化的健康计划

每个孩子的体质和生活习惯不同，因此体重管理的方式也需要因人而异。家长可以与医生或营养师合作，根据孩子的实际情况制订个性化的健康计划。该计划应包括合理的膳食结构、适量的运动和心理支持，并根据孩子的成长情况进行调整。

● 用好一秤一尺一日历（体重秤、腰围尺、体重管理日历）。

● 做到三知一管（知晓健康体重标准，知晓自身体重变化，知晓体重管理方法，科学管理自身体重）。

● 帮助肥胖儿童做到"一减两增，一调两测"（减少进食量、增加身体活动、增强减肥信心，调整饮食结构、测量体重、测量腰围）

四、肥胖儿童如何选择食物？

> **诊室案例**：小玲的父母注意到，小玲在短短几个月内体重增长迅速，这导致她的活动能力减弱，甚至开始出现健康问题。医生建议他们使用"绿灯、黄灯、红灯"食物分类法来帮助小玲进行饮食调整。他们逐步减少了小玲饮食中的"红灯食物"，并增加了"绿灯食物"的比例。几个月后，小玲不仅体重得到了控制，精力也变得更加充沛，身体各项指标恢复正常，父母对此感到非常满意。

"孩子越来越胖，必须控制进食量了。"

"不光要控制进食量，选择吃什么也很有讲究！"

"那我们该给孩子吃什么？"

家长们在为肥胖儿童选择食物时必须特别用心。

为肥胖儿童选择适合的食物是管理体重和促进健康生长的关键。许多家长在这方面可能会感到困惑，不知道该如何为家里的肥胖儿童选择合适的食物。为了解决这一问题，下面介绍一种简单易行的"交通灯"——"绿灯、黄灯和红灯"食物分类法，通过这种方法，您可以帮助孩子做出明智的饮食选择，既控制体重又确保他们获得足够的营养。

绿灯食物：优选食用

这些食物富含营养，适合肥胖儿童经常食用。它们热量较低，但能提供丰富的蛋白质、维生素和矿物质。

● 主食类：蒸煮烹饪、粗细搭配的杂米饭、红薯饭、杂粮面、意面等。这些食物消化较慢，有助于保持饱腹感。

● 蔬菜类：非淀粉类蔬菜，如叶类、花类、瓜茄类等。这些蔬菜热量低，富含纤维和维生素。

● 水果类：绝大部分水果，如浆果类、核果类、瓜果类等。水果中的天然糖分和纤维能提供能量和营养。

● 畜禽类：选择脂肪含量低的部位，如里脊、腿肉、腱子肉等，以及去皮的禽类，如鸡胸肉、去皮鸡腿肉。

● 水产类：绝大部分清蒸和水煮的河鲜和海鲜，这类水产富含优质蛋白质和 Omega-3 脂肪酸。

● 豆类：大豆和杂豆制品，如豆腐、无糖豆浆、低盐豆腐干等，这些都是植物蛋白的良好来源。

● 蛋乳类：原味乳制品，如纯奶、无糖酸奶、低盐奶酪，以及蒸煮加工的蛋类。

● 坚果类：无添加糖和盐的原味坚果，富含健康脂肪和蛋白质。

● 调味品类：植物油、醋、低钠盐和天然植物香辛料。

黄灯食物：限量食用

这些食物可以适量食用，但不宜过量。它们的热量和糖分较高，过多摄入会导致体重增加。

- 主食类：精白米面类制品，如白米饭、白面条、白馒头等。这些食物消化快，容易导致血糖波动。

- 蔬菜类：部分根茎类蔬菜，如土豆、芋头、山药等。这些蔬菜淀粉含量高，应适量摄入。

- 水果类：冬枣，山楂，部分热带水果如香蕉、榴莲等。这些水果的糖分较高。

- 畜禽类：脂肪相对高的部位，如牛排、小排等，以及带皮的禽类。

- 水产类：较多油脂、糖或盐烹饪的水产类菜肴，如煎带鱼、糖醋鱼等。

- 豆类：添加糖和脂肪较多的豆制品，如腐竹、素鸡等。

- 蛋乳类：含有少量调味添加剂的乳制品和蛋类，如含糖酸奶、咸奶酪等。

- 坚果类：少量盐调味的坚果。

- 调味品类：含大量盐、糖或饱和脂肪的调味品，如豆瓣酱、甜面酱等。

红灯食物：不宜食用

这些食物热量高，营养价值低，应尽量避免。它们会使体重迅速增加，不利于健康。

- 主食类：深加工糯米制品，如粽子；高油烹饪类主食，如油条、炸薯条；添加糖、奶油、黄油的点心，如奶油蛋糕。

- 蔬菜类：高糖高油烹饪的蔬菜，如炸藕夹、油焖茄子等。

- 水果类：高糖分的罐头水果和果汁。

- **畜禽类**：脂肪含量高的部位，如肥肉、五花肉、蹄膀等；用油炸、红烧等高油高盐制法烹饪的畜禽。

- **水产类**：蟹黄等富含脂肪和胆固醇的部位；用油炸、红烧等高油高盐制法烹饪的水产。

- **豆类**：高糖高油高盐加工的豆制品，如兰花豆、油豆腐等。

- **蛋乳类**：含有大量添加糖、油脂的乳制品和蛋类，如复原乳、果味酸奶等。

- **坚果类**：大量盐、奶油、糖等调味的坚果制品。

- **调味品类**：大量盐、食糖；含大量反式脂肪的调味品，如人造奶油等。

通过"绿灯、黄灯和红灯"食物分类法，家长可以更科学地帮助孩子选择合适的食物，既控制体重又确保营养的均衡，促进他们的健康成长。

如何实施这些饮食建议

- **制订饮食计划**：根据孩子的具体情况，制订适合他们的饮食计划，确保每餐包括适量的绿灯食物，限量摄入黄灯食物，尽量避免红灯食物。

- **家庭参与**：全家一起参与健康饮食，不仅能帮助孩子更好地坚持，也能提高家庭整体的健康水平。

- **教育孩子**：教育孩子了解不同食物的营养价值，让他们明白为什么要选择健康的食物。通过参与食物选择和准备过程，培养他们的健康饮食习惯。

记住，在保证儿童生长发育的前提下，尽量控制儿童的进食量。选用合理的烹调方式，给孩子的食物尽量采用蒸、煮、焯的做法。如果需要炒，建议大火快炒、少油少盐，尽可能保留食物中的营养素。

五、肥胖儿童如何运动?

> **诊室案例**：小雨的妈妈带着满脸的困惑来到诊室。她10岁的女儿小雨身高和体重都超出了同龄孩子的平均水平，经过医生诊断，小雨被确认为轻度肥胖。为了帮助女儿控制体重，妈妈尝试让小雨参与各种运动，然而结果却不尽如人意。不管是跑步、跳绳还是游泳，小雨都非常抗拒，体力跟不上，经常抱怨运动让她感到不适，甚至因此对运动产生了抵触情绪。妈妈很困惑，怎样才能让小雨既能健康运动，又不对运动产生厌恶呢?

"我家孩子从小就不爱运动。"

"那是，看手机比运动有趣多了。"

"我家孩子是胖得无法运动，稍微一活动就喘气。"

类似的困惑在家长中普遍存在。

肥胖儿童的运动问题经常让家长感到焦虑。现代社会中，孩子们的活动时间因使用电子设备和进行室内娱乐而减少，肥胖问题也随之加剧。对于小雨这样的孩子，运动的重要性不可忽视，但如何找到适合的运动方式，避免孩子对运动产生厌恶感，成了每个家长需要深思的问题。

根据体能选择合适的运动

肥胖儿童不宜进行剧烈运动，因为他们体力较弱，关节负担较重，高强度运动容易导致受伤或过度疲劳。因此，家长应为孩子选择温和且趣味性强的运动，逐步建立对运动的信心。可考虑以下几种运动——

● 游泳：水的浮力可减轻体重给身体的负担，保护关节，还能增强心肺功能。游泳是一项全身运动，趣味性强，容易让孩子接受。

● 骑自行车：骑自行车是低冲击运动，对膝盖和脚踝压力较小。家长可以陪孩子一起骑行，这既增进亲子关系，也增加运动乐趣。

● 快走：每天快走是一种有效的有氧运动，能逐步提高耐力，帮助减重。家长可将快走融入日常生活，陪伴孩子一起行动。

循序渐进，避免过度运动

肥胖儿童体重较重、心肺功能较弱，因此运动时容易感到疲倦或气喘吁吁。家长应从低强度运动开始，从每天 15 分钟，逐渐增加到 30 分钟或更长。循序渐进地运动有助于避免孩子对运动产生抵触心理，防止过度疲劳。

选择孩子感兴趣的运动

让孩子保持运动的关键是找到他们真正感兴趣的项目。与其强迫孩子进行跑步、跳绳，不如让他们尝试不同的运动方式，找到他们乐于参与的活动。无论是舞蹈、体操还是球类运动，家长都应支持孩子的选择，并鼓励他们长期坚持。

控制运动时间，保持适度

虽然运动对于减重和健康至关重要，但过度运动可能让孩子感到不适，甚至失去兴趣。因此，控制运动时间是必要的。通常每天 30 分钟至 60 分钟的运动较为合适，运动后应让孩子充分休息，并补充足够的营养。

家长的榜样作用

家长在运动中的榜样作用对孩子影响深远。如果家长也积极参与运动，孩子自然会受到鼓舞。家长可以与孩子一起进行家庭运动，如周末骑行等，在愉快的氛围中，孩子更容易养成运动的习惯。

[1] 高海涛，李阳，李辉. 不同营养状况下儿童青少年骨骼发育提前或落后的风险分析 [J]. 中国循证儿科杂志，2020，v.15（02）：37-40.

[2] 刘华. 3～10岁儿童体成分增速对骨骼发育的前瞻性研究 [J]. 中华实用儿科临床杂志，2017，32（23）：1806-1809.

第十章

春夏秋冬四个季节长高要点

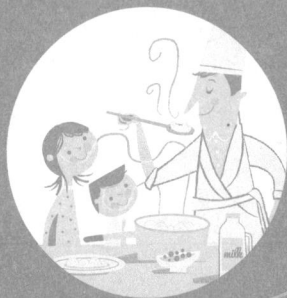

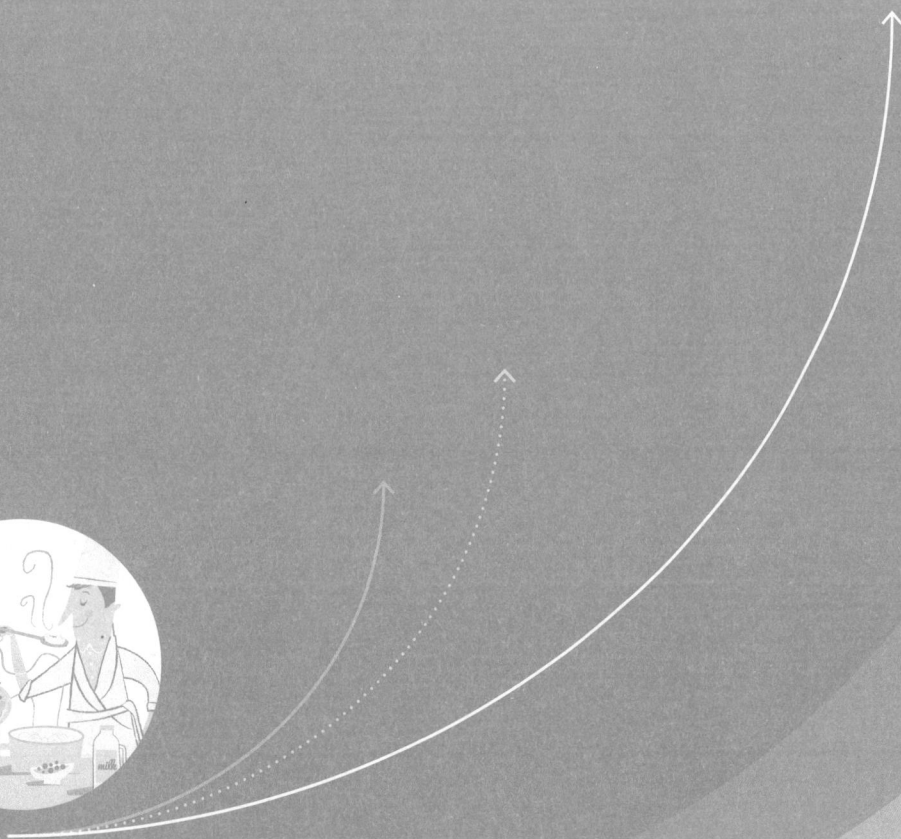

孩子的身高增长并非线性过程，它受到许多因素的影响，其中季节的变化扮演着至关重要的角色。不同季节有着不同的气候特点、日照时间以及营养需求，因此对孩子的身高增长有着独特的优势与挑战。家长应根据季节变化，合理调整孩子的生活习惯、饮食结构和运动方式，尽力帮助孩子在每个季节充分发挥身高潜能。

在这章中，我们将分为春夏秋冬四个季节，详细探讨每个季节如何科学管理孩子的身高增长，帮助家长在正确的时机采取适当的措施，最大化地挖掘孩子的长高潜力。

一、春天长高黄金季，科学管理是关键

> **诊室案例**：铭铭的妈妈走进我的诊室，满脸笑容地告诉我，这个春天孩子的身高长得特别好，短短三个月就长了 2.5 厘米。她高兴地说："这样看来，铭铭一年能长 10 厘米了！"我微笑着对她解释道："铭铭现在 6 岁，正常情况下，他的年均身高增长量应该是 5～7 厘米。因为每个季节孩子的生长速度有所不同，通常情况下春季是生长最快的季节，所以全年下来，铭铭的身高可能不会增长到 10 厘米。"

春天气候温暖，阳光充足，孩子们的活动量增加，身体代谢也更为活跃。同时，春天各种蔬菜纷纷上市，营养丰富，因此春天被誉为长高的黄金季节。

春天孩子的骨骼代谢和生长激素分泌最为活跃。随着气温回暖，孩子的户外活动时间增加，阳光中的紫外线帮助维生素 D 的合成，促进钙的吸收，对骨骼生长极为有利。然而，春季的气候变化多端，昼夜温差较大，容易引发感冒和过敏等健康问题，影响孩子的正常生长。因此，家长在春季应格外注意孩子的健康管理，保证其在这段黄金时间里充分利用生长激素的分泌高峰多长高些。

保证优质睡眠，抓住生长激素分泌高峰期

科学研究表明，春季晚间生长激素的分泌比其他季节更为旺盛，特别是在孩子进入深度睡眠后的几小时内。因此，家长可以为孩子制定一个固定的作息时间，确保他们在晚上 10 点前入睡，以抓住生长激素分泌的黄金时段。同时，春季容易发生"春困"现象，适当的午睡可以帮助孩子缓解疲劳，维持良好的精神状态。

增加户外活动，促进维生素 D 合成

春季阳光明媚，户外活动不仅能够增强孩子的体质，还能帮助皮肤合成维生素 D，促进钙的吸收。家长应鼓励孩子多进行户外运动，如跳绳、篮球、羽毛球等，这些运动能有效刺激骨骼纵向生长。需要注意的是，春季天气变化较快，户外活动时要根据温度变化适时增减衣物，避免孩子因着凉感冒影响生长。

合理搭配饮食，促进骨骼健康发育

春季是孩子生长的加速期，营养摄入显得尤为重要。家长应为孩子准备富含蛋白质、维生素和矿物质的食物，如牛奶、豆制品、鱼类、瘦肉等，这些食物可以促进骨骼生长。此外，春季的蔬菜和水果种类丰富，可以通过合理搭配来提升膳食的多样性，帮助孩子摄取足够的维生素和矿物质。家长还应注意，避免让孩子摄入过多的高糖、高脂肪食物，以免影响正常的代谢功能。

预防春季常见疾病，保证健康成长

春季气候多变，孩子的免疫力较为脆弱，容易受到感冒、过敏等问题的困扰。家长需要特别关注孩子的健康状况，预防这些疾病的发生。保持室内通风、适当增减衣物、加强营养摄入，都可以有效预防季节性疾病的发生。如果孩子患病，应尽快就医，避免疾病影响其身高增长。

二、夏季长高好时光，营养补充要跟上

> **诊室案例**：去年暑假期间，一位妈妈带 8 岁男孩小明来看诊，妈妈说小明在夏季变得懒于运动，胃口明显下降，假期中几乎整天在家吹空调，父母担心他的身高增长受到影响。

夏季白昼时间长，阳光充足，是促进维生素 D 合成的最佳时机，维生素 D 能有效帮助钙的吸收，进而促进骨骼生长。此外，夏季是孩子精力充沛、活动频繁的季节，丰富的户外运动为身高增长提供了良好条件。然而，夏季的高温和湿热环境也会影响孩子的食欲和睡眠，尤其在暑假期间，孩子的作息容易紊乱。因此，家长需要特别关注孩子的饮食、睡眠和运动，以确保他们在这个季节健康成长，身高持续稳步增长。

口味清淡、营养丰富的饮食，维持健康成长

夏季天气炎热，孩子的胃口常常不佳，但营养摄入仍然不可忽视。家长应为孩子准备口味清淡、营养丰富的饮食，让孩子多吃新鲜水果、蔬菜，以及富含蛋白质的食物，如鱼类、鸡蛋和瘦肉。每天吃富含钙的食物，如牛奶、酸奶和豆制品，能为骨骼提供成长所需的营养。此外，由于夏季出汗多，家长应督促孩子多喝水，适时补充电解质，防止脱水影响新陈代谢。

家长可以为孩子准备凉拌菜、清汤或水果沙拉，这些食物既能开胃，又富

含维生素。同时，应避免高糖、高脂肪的食物，这类食物不仅可能导致肥胖，还会影响消化功能，进而间接阻碍身高增长。

适量运动，避免过度疲劳和中暑

夏季孩子活力充沛，户外运动是促进骨骼生长的重要途径。晨跑、游泳和骑自行车等有氧运动不仅能增强体质，还能有效刺激骨骼发育。然而，高温天气可能增加孩子中暑和脱水的风险。家长应选择清晨或傍晚的凉爽时段带孩子进行运动，避免中午的高温时段。运动后要及时补水，并保证充分的休息，防止过度疲劳。

在过于炎热的天气中，家长可以让孩子进行室内运动，保持运动频率，有效促进骨骼发育。适量的运动和规律的习惯有助于孩子在夏季保持健康的体质，推动身高增长。

保证优质睡眠，防止作息紊乱

夏季白昼时间较长，孩子容易晚睡，特别是在暑假期间，作息时间往往会被打乱。家长应为孩子创造凉爽的睡眠环境，确保室内温度适宜，保证孩子的睡眠时间和睡眠质量，以确保身体的修复和生长。规律的作息和充足的深度睡眠仍然是促进生长激素分泌的关键。家长可以安排适当的午休帮助孩子恢复精力。

养成吃早餐的习惯

之所以把吃早餐单独列出来，是因为放假后许多孩子喜欢晚上熬夜，早晨赖床不吃早餐，这不仅影响孩子一天的代谢，还可能使体重增加。夏季炎热，儿童更不愿早起外出。长期不吃早餐不仅对健康不利，中午和晚上吃得更多还会增加肥胖的风险。因此，家长应重视早餐的营养摄入，确保孩子在暑假期间继续保持良好的饮食习惯。

补充充足的水分

夏季天气炎热，孩子出汗多，体内水分流失快，因此保持水分平衡至关重要。家长可以为孩子准备一个可爱的水瓶，鼓励他们随时随地喝水，养成主动饮水的习惯。饮水应少量多次，避免等到口渴再喝。此外，饭前不宜大量饮水，以免冲淡胃液，影响消化吸收。

家长应避免让孩子摄入过多含糖饮料，夏季孩子常偏爱冰淇淋和冰饮料，这类食物不仅热量高，还可能导致肥胖。家长可以引导孩子选择白开水、淡茶或柠檬水等健康饮品，既能解渴又不会增加热量负担。

增强免疫力，预防夏季常见病

夏季细菌和病毒活跃，孩子容易患肠胃炎。家长要特别注意食物卫生，避免让孩子食用不洁或变质的食物。通过多摄入富含维生素 C 的水果，如橙子、猕猴桃等，可以增强孩子的免疫力。应尽量减少冷饮的摄入，避免因肠胃不适影响孩子的健康成长。

三、秋季长高会放缓，身高管理莫松懈

> **诊室案例**：秋季末的一天，结束门诊工作后，我的助手感叹道："为什么这个月来复诊的孩子普遍都长得不太理想呢？"确实，秋季孩子身高增长速度放缓，文献记载、临床观察都证实了这个现象。不过，这只是普遍情况，任何事情都不是绝对的。合理管理孩子的饮食和起居，一样能在秋季取得不错的成效。所以家长不可以放松秋季对孩子的身高管理。

秋季是一个过渡的季节，气温逐渐下降，昼夜温差加大。随着夏季的结束，孩子的身高增长速度往往比春夏两季有所放缓。这是因为秋季的光照时间减少，孩子户外活动减少，生长激素的分泌相应减少。然而，秋季也是孩子储

备营养、增强体质的好时机，可为冬季的成长打下坚实的基础。家长需要意识到，尽管孩子秋季的身高增长速度有所减缓，身高管理依然不能放松。合理的饮食、适当的运动和充足的睡眠，依然是秋季身高管理的重点，另外，对疾病的预防也不可忽视。

调整饮食，增强免疫力和骨骼健康

随着秋季气温的下降，孩子的食欲通常会有所回升，这正是补充营养、增强体质的好时机。家长应在秋季为孩子提供丰富的高蛋白、高钙食物，如牛肉、鱼肉、豆制品和奶制品，帮助孩子增强骨骼发育。同时，秋季也是呼吸道疾病和感冒高发的季节，因此，家长应多给孩子吃富含维生素的蔬菜和水果，如胡萝卜、南瓜、菠菜、苹果等，以增强孩子的免疫力。秋季水果和蔬菜丰富，可多摄入新鲜的蔬果，保持营养均衡。

此外，秋季是进补的好时节，但家长要注意不要让孩子摄入过多高糖、高脂肪的补品，避免造成肥胖，影响孩子的正常代谢和骨骼发育。适量补充必要的营养，保持饮食均衡，才是健康长高的关键。

继续保持运动习惯，促进骨骼发育

虽然秋季的天气变凉，户外活动时间可能有所减少，但孩子的运动依然非常重要。秋季的清爽气候适合进行有氧运动，如慢跑、骑自行车、跳绳等，这些运动能够有效刺激骨骼的发育，使骨骼保持纵向生长。同时，家长可以带孩子进行一些有趣味性的户外活动，如采摘、登山等，这不仅能锻炼体质，还能让孩子亲近自然，缓解学习压力。

对于不太喜欢运动的孩子，家长可以通过家庭游戏或定期组织同龄小伙伴一起活动，增加他们对运动的兴趣。尽管秋季的身高增长速度较慢，但持续的运动可以为冬季和春季的快速生长打下良好的基础。

睡眠调整，增强身体修复功能

秋季白昼变短，夜晚时间增加，是调整孩子睡眠习惯的好时机。家长应帮助孩子建立规律的作息时间，确保他们每天有足够的睡眠时间，特别是在夜间的深度睡眠中，生长激素的分泌依然对孩子的身高增长至关重要。建议家长在秋季为孩子创造一个安静、舒适的睡眠环境，保证其睡眠时间和睡眠质量，并尽量避免孩子因学习或娱乐活动而熬夜。

秋季的凉爽气候有助于孩子进入深度睡眠，但家长要注意避免孩子因温差过大而感冒。为孩子选择合适的被褥，调整房间温度，确保他们在夜间能够保持舒适的睡眠环境，增强孩子身体的自我修复能力，促进孩子健康成长。

秋季的疾病预防不可忽视

秋季是季节交替的时段，昼夜温差大，容易引发感冒和呼吸道疾病，这些问题会影响孩子的身体状况和生长激素的正常分泌。因此，家长应特别关注孩子的健康状态，避免过度劳累并及时加减衣物。日常生活中，家长应保持室内空气流通，避免让孩子穿着过多或过少，并及时接种流感疫苗，预防秋冬季的常见疾病。

此外，如果孩子在秋季出现了生长停滞或身体异常，家长应及时带孩子到医院进行检查，排除营养不良或生长激素分泌不足等潜在问题。

四、冬储春发，为来年长高做准备

> **诊室案例：**放寒假后，孩子的体重常常快速增长，尤其是春节期间，各种美食琳琅满目，不仅孩子们难以抗拒诱惑，家长们也往往放松了对饮食的要求，使孩子体重就不知不觉地增加了。其实，每次冬季复诊时，我并不指望孩子们在这个季节能有理想的身高增长，我更担心的是他们体重无意中增长得过多。减重并不容易，过重的体重还会影响骨骼发育，不利于身高的增长。只有保持匀称甚至略显苗条的体型，孩子们才会有更多的生长空间。冬季天气寒冷，孩子的户外活动减少，但通常食欲很好，因此控制体重尤为重要。冬季是积蓄能量、为来年春季长高打基础的关键时期，但这并不是通过储蓄脂肪来实现的。一些自律性好的孩子，在冬季体重控制得很好，这就为来年长高打下了很好的基础。

冬季是自然界的休养生息期，对于孩子的身高增长来说，这一时期的特点也十分明显。冬季的寒冷天气和短暂的日照时间，使得孩子的户外活动减少，身高的增长速度相对较慢。然而，冬季却是为来年春季快速长高打下基础的重要时期。通过科学合理的饮食、适度的运动、优质的睡眠以及对疾病的预防，孩子可以在冬季储备足够的能量和营养，为来年春天的快速生长做好准备。因此，家长在冬季的身高管理中，重点应放在"储备"上，为孩子的未来成长做好铺垫。

高能量饮食，储备成长所需的营养

冬季寒冷，人体为了维持正常的体温会消耗大量的能量，因此孩子在冬季需要摄入比平时更多的热量和营养物质，才能为接下来的生长高峰期做好准备。家长应为孩子提供高蛋白、高钙、高维生素的饮食，牛肉、羊肉、鱼肉、奶制品、鸡蛋等都是非常好的选择。此外，冬季也是根茎类蔬菜丰富的季节，红薯、土豆、胡萝卜等食物既能补充碳水化合物，又富含丰富的维生素和矿物质，能帮助增强孩子的免疫力。

冬季也是孩子进补的好时节，但家长应保持理性，不要让孩子摄入过多的补品或高糖、高脂肪食物，以免影响正常的代谢功能或造成肥胖。合理调节饮食结构，确保营养均衡，是帮助孩子储备能量的关键。

适量运动，保持活力与骨骼健康

虽然冬季的寒冷天气可能使孩子不愿意进行户外活动，但适量的运动依然是冬季身高管理的重要一环。家长可以带孩子在天气允许的情况下进行户外活动，如慢跑、滑冰、打雪仗等，这不仅可以增强体质，还能刺激骨骼发育，帮助孩子保持活力。冬季日照时间较短，户外活动也能帮助孩子接受适量的阳光照射，促进维生素 D 的合成，增强钙的吸收。

如果天气过于寒冷或恶劣，家长可以鼓励孩子进行室内运动，如跳绳、瑜伽或健身操等，这些活动可以提升骨骼强度，维持运动习惯。重要的是，家长要避免孩子在冬季长期不运动，导致体质下降，进而影响整体的身高增长潜力。

优质睡眠，促进身体修复与发育

冬季的夜晚时间长，白天时间短，孩子自然的作息节奏也会发生一些变化。家长应抓住这一机会，帮助孩子养成早睡早起的良好作息习惯。冬季是一个身体储备能量、修复组织的好时机，充分的深度睡眠有助于生长激素的分泌和骨骼的发育。

此外，冬季天气寒冷，夜晚的低温可能影响孩子的睡眠质量。家长应为孩子准备适合的被褥，保持房间温暖舒适，避免过冷或过热。冬季的高质量睡眠不仅有助于身体的修复和发育，也可为来年春季的身高增长打下坚实的基础。

冬季疾病预防，确保身体健康

冬季是流感等呼吸道疾病的高发期，这些疾病如果得不到有效控制，可能会影响孩子的营养吸收和生长激素分泌。因此，家长在冬季应特别关注孩子的身体状况，避免让孩子受寒感冒。同时，要注意室内空气流通，保持适度的湿度，避免过度干燥导致呼吸道问题。

适当补充维生素 C，增强孩子的免疫力也是非常重要的。家长可以通过橙子、猕猴桃、草莓等水果为孩子补充维生素 C，增强孩子抵抗力。此外，家长应避免让孩子食用过多的油腻、辛辣食品，以防影响消化和健康。

家长还可以给孩子适当补充维生素 D，冬季日照时长缩短，孩子体内维生素 D 的合成易受影响，更易出现维生素 D 不足的情况。建议在医生的专业指导下，为孩子合理补充维生素 D，以保障孩子健康成长。

第十一章

营养素的补充

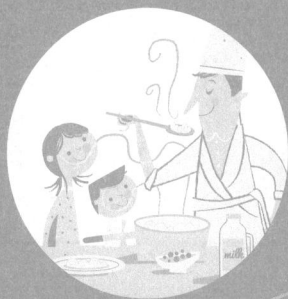

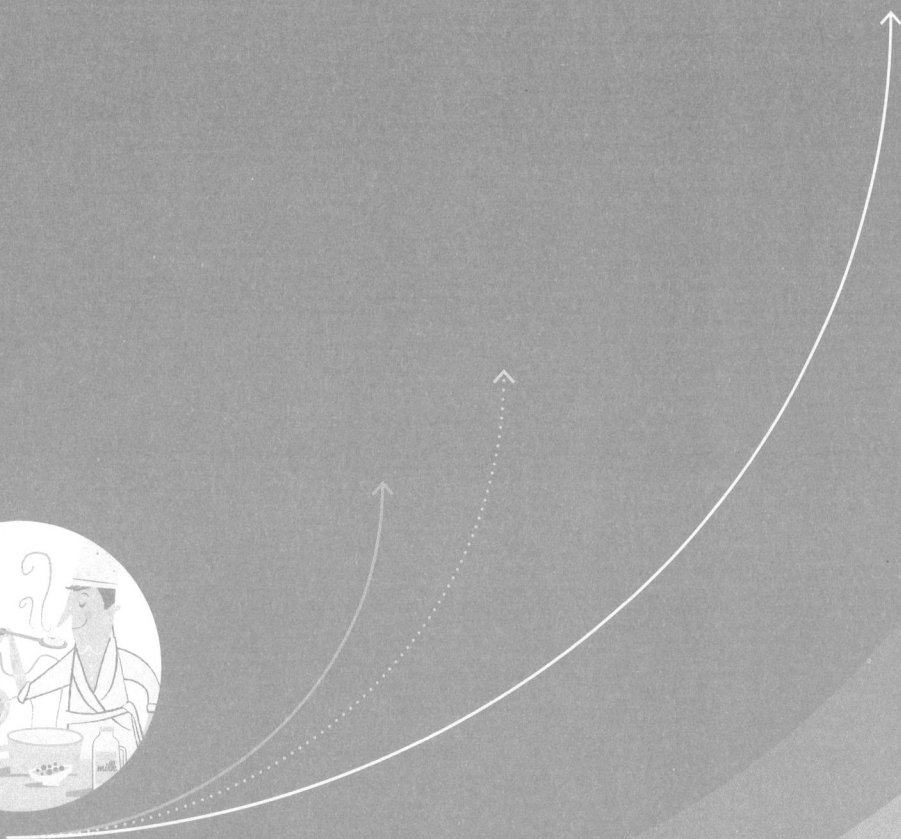

市场上帮助长高的营养素琳琅满目，到底要不要给孩子吃呢？家长们总是在这个问题上反复纠结。盲目跟风补充营养素，怕适得其反；放任不管，又担心错过孩子长高的黄金时期。在孩子长高的关键进程中，营养素的补充，究竟是助力成长的妙方，还是徒增焦虑的源头？让我们一起在接下来的内容中寻找答案。

一、需要补钙吗？如何补？补多久？

钙是构建和维持骨骼健康的重要矿物质，尤其对正在快速生长的儿童而言，充足的钙摄入是保证骨骼发育的重要保障。家长们经常担心孩子是否摄入了足够的钙，是否需要额外补充。对此，我们需要从多个角度进行分析。

钙的作用与需求量

钙不仅是骨骼和牙齿的重要组成部分，还参与肌肉收缩、神经传导、血液凝固和细胞功能等生理过程。在孩子快速成长的阶段，尤其是青春期前后，骨骼的生长加速，对钙的需求量明显增加。不同年龄段，推荐的钙摄入量有所差异。一般来说，1～3岁每天需要约600mg，4～6岁每天需要约800mg，7～10岁每天需要约1000mg，11岁以上每天需要约1200mg。

需要补钙吗？

并不是所有孩子都需要额外补钙。如果孩子的饮食均衡，摄入足够的乳制品（如牛奶、酸奶、奶酪）、豆制品（如豆腐、豆浆）、绿叶蔬菜（如菠菜、甘蓝）以及坚果与种子，通常日常的钙需求可以得到满足。对于那些乳糖不耐受或不爱吃奶制品的孩子，可能需要特别注意其对钙的摄入。建议家长观察孩子的饮食结构，如果食物中缺乏富含钙的食材，可以适量补充钙补充剂。

然而，如果家长过度依赖钙补充剂，可能会忽略孩子饮食中的其他营养平衡。钙的吸收与维生素 D 密切相关，如果没有足够的维生素 D，补再多的钙也可能无法有效吸收。此外，钙的过量摄入还可能导致肾结石等健康问题。因此，补钙应遵循适度的原则，最好先咨询医生，确定是否需要补充。

如何补？

钙的补充首选食物来源，通过食物摄取钙是最安全和有效的方式。以下是几类富含钙的食物推荐——

● 乳制品：牛奶、酸奶和奶酪是钙的最佳来源，每 100 毫升牛奶大约含 100 ～ 110mg 钙，每日摄取 500ml 牛奶就能满足大部分孩子的钙需求。

● 豆类及豆制品：豆腐、豆浆、白豆等含有丰富的钙，是乳糖不耐受孩子的良好选择。

● 绿叶蔬菜：西兰花、甘蓝、菠菜等都富含钙，不过蔬菜中的钙吸收率相对较低，因此摄入量要比乳制品高才能达到同样效果。

● 坚果与种子：芝麻、杏仁和奇亚籽等也是钙的重要来源，尤其适合对乳制品不耐受的孩子。

如果通过日常饮食难以达到推荐摄入量，家长可以选择适量的钙补充剂。通常钙补充剂有两种形式：碳酸钙和柠檬酸钙。碳酸钙含钙量较高，但需要随餐服用，以便通过胃酸帮助吸收。柠檬酸钙属于有机钙，含钙量相对较低，但水溶性好，对胃肠道刺激小，而且不需要胃酸参与，吸收好，腹胀、便秘等胃肠不良反应小，特别适合小儿及老年人。

补多久？

补钙的时间和周期取决于孩子的需求及检测结果。如果孩子的日常钙摄入不足，可以短期内通过钙补充剂进行调节，但应避免长期依赖钙补充剂。一般来说，持续补钙的周期一般为 3～6 个月，之后找医生再评估，其间需定期检测孩子的钙水平，以防钙过量带来副作用，如便秘、肾结石或影响其他矿物质如铁、锌的吸收。

在青春期，孩子的骨骼快速生长，对钙的需求达到高峰，家长可以根据孩子的成长情况调整钙的补充频率。但补钙并不是越多越好，保持平衡、监测孩子的生长指标（如身高、骨龄）才能确保孩子的健康成长。

注意事项

● 维生素 D 的配合：钙的吸收离不开维生素 D，因此如果孩子缺乏维生素 D，补再多的钙也无济于事。确保孩子每天有足够的户外活动时间，或者在医生指导下适量补充维生素 D，是帮助钙有效吸收的关键。

● 避免过量：过量补钙可能导致钙质在体内沉积，影响肾脏健康。特别是在服用多种补充剂时，家长应注意不同补充剂中的钙含量，避免重复补充。

● 均衡饮食：补钙只是孩子骨骼发育中的一环，家长在关注补钙的同时，也要确保孩子摄入足够的蛋白质、维生素 A、维生素 K 等其他有助于骨骼发育的营养素。

二、需要补维生素 D 吗？如何补？补多久？

维生素 D 被誉为"阳光维生素"，因为它主要依靠皮肤接受紫外线照射后在体内合成。维生素 D 在孩子成长中起到的作用不可忽视，尤其在促进钙和磷的吸收方面，直接影响到骨骼的发育和矿物质代谢。然而，现代生活方式的改变，如孩子户外活动减少、防晒过度等因素，导致维生素 D 缺乏的风险增加。那么，孩子是否需要额外补充维生素 D？该如何科学补充？补多久？这些问题需要家长们正确认识。

维生素 D 的作用与需求量

维生素 D 不仅帮能助钙的吸收，还能促进骨骼形成、增强免疫力、维护神经和肌肉的健康。缺乏维生素 D 的孩子容易患上佝偻病，表现为骨骼软化、腿骨弯曲、骨密度下降等。同时，缺乏维生素 D 还可能增加呼吸道感染的风险，导致免疫系统功能低下。

根据《中国居民膳食指南（2022）》的建议，儿童每日推荐的维生素 D 摄入量为 400 ～ 600 IU（国际单位）。对于大部分健康的孩子，适量的阳光照射可以满足部分需求，但某些情况下，如长期缺乏阳光、肤色较深或居住在高纬度地区，孩子很可能会面临维生素 D 缺乏的风险，这时就需要额外补充维生素 D。

需要补维生素 D 吗？

《中国居民膳食指南（2022）》建议维生素 D 补充到 18 岁，但有几个情况需要家长特别留意——

● 户外活动不足：现代孩子常常沉迷于室内活动，户外时间大幅减少，尤其是冬季或大气污染严重的地区，阳光照射的机会更少。这时，孩子从阳光中获得维生素 D 的总量大大降低。

- **饮食结构不均衡**：含有维生素 D 的天然食物并不多，常见的有深海鱼类、蛋黄、肝脏、强化食物（如强化牛奶、强化谷物）等。如果孩子的饮食中这些食物摄入不足，可能导致维生素 D 摄入量不够。

- **特殊人群**：体质较弱、肤色较深或肥胖的儿童更容易缺乏维生素 D，肥胖会影响维生素 D 的代谢，导致其在脂肪中储存而无法有效使用。

这些情况下，家长应考虑为孩子补充维生素 D，尤其是有过维生素 D 缺乏历史或检测发现缺乏维生素 D 的孩子，建议根据医生的指导进行补充。

如何补？

维生素 D 的主要来源有三种：阳光照射、食物摄入和补充剂。家长可以根据孩子的实际情况选择最适合的补充方式。

- **阳光照射**：最自然的维生素 D 来源是通过阳光照射皮肤来合成。通常建议每天保持 15 ～ 30 分钟的户外活动。但需要注意的是，过度防晒、长期待在室内或气候条件恶劣（如冬季）等因素会限制维生素 D 的自然生成。在这些情况下，仅靠阳光照射可能无法满足需求。

- **食物摄入**：食物中的维生素 D 来源相对有限，最好的食物包括富含脂肪的深海鱼类（如三文鱼、鳕鱼）、蛋黄、动物肝脏和强化食品（如强化牛奶、强化谷物）。虽然通过饮食可以摄入一定量的维生素 D，但通常不能完全满足孩子的需求，因此有时仍需要额外补充。

- **维生素 D 补充剂**：如果孩子无法通过阳光照射或食物摄入足够的维生素 D，补充剂是安全有效的选择。维生素 D 补充剂通常以滴剂或胶囊形式存在，家长可以根据医生建议选择合适的剂型和剂量。维生素 D2 和维生素 D3 是两种常见的形式，其中维生素 D3 更容易被人体吸收利用，因此更为推荐。

补多久？

补充维生素 D 的时间长短取决于孩子的实际需求和维生素 D 水平的监测结果。一般来说，如果孩子有明确的维生素 D 缺乏症状，医生会建议在几个月内进行强化补充，通常每天补充 400 ～ 1000 IU，具体剂量依据缺乏的严重程度而定。

维生素 D 的补充不应长期无节制地进行，因为维生素 D 属于脂溶性维生素，容易在体内储存，过量补充可能导致中毒，出现恶心、呕吐、食欲不振、疲劳等症状。因此，家长应避免盲目长期大剂量补充，尤其不要在没有医生建议的情况下自行加大剂量。通常来说，冬季或日照较少的季节可以适量补充，而在春夏阳光充足的季节可以减少补充量或停用补充剂。

注意事项

● 日晒与防晒的平衡：虽然阳光是维生素 D 的重要来源，但过度的阳光暴晒会增加患皮肤癌风险。因此，家长需要在确保阳光照射和皮肤保护之间找到平衡点。建议选择阳光温和的时间段，让孩子适度暴露在阳光下，而在阳光强烈时做好防晒措施。

● 监测血液中的维生素 D 水平：在补充维生素 D 的过程中，定期监测血液中的维生素 D 水平非常重要，这能帮助家长及时调整补充剂量，避免补充不足或过量。

● 结合钙的摄入：维生素 D 和钙的吸收密切相关，补充维生素 D 时最好搭配富含钙的饮食，确保孩子能从中受益。

三、需要补维生素 A 吗？如何补？补多久？

维生素 A 是人体不可或缺的一种脂溶性维生素，主要在视力、免疫系统和皮肤健康等方面发挥着重要作用。对于孩子来说，维生素 A 的摄入不足可能会导致视力问题、免疫力下降以及生长发育迟缓等问题。因此，很多家长会关心是否需要额外补充维生素 A。那么，孩子到底需不需要补充维生素 A，又该如何科学补充以及补多久？这些问题值得仔细探讨。

维生素 A 的作用与需求量

维生素 A 的主要作用包括：

● 视力健康：维生素 A 是视网膜中视紫红质合成的关键成分，缺乏维生素 A 可能导致夜盲症，严重时甚至会导致角膜软化、失明。

● 免疫功能：维生素 A 在保持皮肤和黏膜的完整性方面发挥着重要作用，有助于抵御病菌感染。缺乏维生素 A 的孩子更容易感染呼吸道和消化道疾病。

● 细胞生长与分化：维生素 A 参与细胞的生长、发育和分化，对孩子的正常生长发育，尤其是骨骼和牙齿的发育至关重要。

根据《中国居民膳食指南（2022）》的建议，1～3 岁的儿童每日推荐摄入维生素 A 的量为 300μg，4～6 岁为 400μg，7～10 岁为 500μg。对于正常饮食均衡的孩子，通常通过日常饮食可以获得足够的维生素 A。

需要补维生素 A 吗？

一般情况下，大部分孩子通过正常的饮食可以摄入足够的维生素 A，尤其是通过富含维生素 A 的食物，如胡萝卜、南瓜、菠菜、动物肝脏、鸡蛋、乳制品等。因此，不建议盲目为孩子补充维生素 A，尤其是没有明确的维生素 A 缺乏症状时。

但如果孩子表现出一些维生素 A 缺乏的症状，如夜盲症、免疫力低下、皮肤干燥、角膜软化等，家长应引起重视，并及时就医做进一步检查。维生素 A 缺乏的症状有时并不明显，可能会被误认为是其他问题，因此在不确定的情况下，家长应避免自行补充维生素 A。

需要注意的是，维生素 A 是一种脂溶性维生素，容易在体内储存，长期过量摄入会引起毒性反应，包括头痛、恶心、骨骼疼痛甚至肝脏损伤。因此，补充维生素 A 需要特别谨慎，尤其不要随意增加剂量。

如何补?

最佳的维生素 A 补充方式是通过天然食物补充。以下几类食物富含维生素 A，是日常膳食中维生素 A 重要的来源——

● **富含 β - 胡萝卜素的蔬菜**：如胡萝卜、南瓜、红薯、菠菜等。β - 胡萝卜素是一种维生素 A 的前体，可以在体内转化为维生素 A，并且它不会引起维生素 A 中毒。

● **动物肝脏**：如鸡肝、猪肝等，是维生素 A 的极佳来源，建议适量食用。

● **乳制品与蛋类**：牛奶、奶酪、鸡蛋等食物也含有较多的维生素 A，适合孩子日常摄取。

如果通过饮食难以满足对维生素 A 的需求，特别是在孩子患有一些特殊病症（如消化道吸收不良等）时，医生可能会建议使用维生素 A 补充剂。但在选择补充剂时，家长应根据医生的建议，避免使用大剂量的维生素 A 补充剂。

补多久?

维生素 A 的补充时长应根据孩子的实际需求来决定，通常不建议长期持续补充。孩子因缺乏维生素 A 而进行的短期补充治疗，通常在几周至几个月内即可见效，之后应根据检测结果调整或停止补充。

维生素 A 容易在体内储存，过量摄入可能导致中毒，因此补充时间和剂量应谨遵医生建议，不宜长期高剂量补充。尤其是家长给孩子使用多种维生素补充剂时，要注意是否含有维生素 A，以免重复摄入。

注意事项

● 监测维生素 A 水平：如果孩子需要补充维生素 A，建议定期检查其体内的维生素 A 水平，确保补充的安全性和有效性。

● 避免过量摄入：长期高剂量补充维生素 A 可能引起中毒，表现为头痛、恶心、骨骼疼痛甚至肝脏损伤。因此家长在补充维生素 A 时应严格按照医嘱进行，不要自行增加剂量。

● 均衡膳食为主：通过富含维生素 A 的食物获取所需的维生素 A 是最安全、有效的方式。通过均衡饮食，不仅能获得足够的维生素 A，还能摄取其他必要的营养素，有助于孩子的全面发育。

四、需要补锌、铁、赖氨酸吗？

在儿童生长发育过程中，锌、铁和赖氨酸是三种非常重要的营养素，它们分别在孩子的免疫系统运行、血液健康以及蛋白质合成等多个方面发挥着不可替代的作用。家长们常常担心孩子是否缺乏这些关键营养素，以及是否需要额外补充。接下来，我们将详细探讨这三种营养素的作用、如何科学补充以及补多久的相关问题。

锌：促进免疫和生长发育

● 锌的作用：锌是一种必需的微量元素，参与了体内数百种酶的活性调节，在免疫功能维持、细胞分裂、伤口愈合以及蛋白质和 DNA 合成等过程中起着重要作用。对于孩子来说，锌不仅有助于维持免疫力，还能促进身体的正常生长发育。缺锌的孩子常常会表现出食欲不振、生长迟缓、免疫力下降，容易感染各种疾病，另外，缺锌还可能导致味觉和嗅觉功能减退，影响孩子的食欲和进食量，从而进一步影响营养摄入。

● 需要补锌吗：如果孩子表现出以上症状，或在生长发育过程中出现明显的生长停滞、免疫功能下降等情况，建议进行锌水平的检测。如果确实缺锌，可以在医生的建议下适当补充。但大多数健康孩子通过饮食是可以获取足够的锌的，常见的锌来源包括红肉、海鲜（如牡蛎）、坚果、豆类、全谷物等。

● 如何补：最佳的补锌方式是通过饮食摄取。如果饮食中锌的摄入不足，可以在医生的指导下使用锌补充剂。锌补充剂的形式多种多样，包括锌片、锌糖浆等，但应注意避免过量补充，特别是在同时补充其他维生素和矿物质时，防止锌含量超标。

● 补多久：补锌通常是短期干预措施，在确认孩子缺锌的情况下进行补充，持续时间视孩子的生长发育和检测结果而定，一般建议 3 ～ 6 个月左右。如果孩子在补锌后症状改善，应减少或停止补充，以避免过量摄入带来的副作用，如恶心、呕吐和免疫功能抑制等。

铁：预防贫血，促进大脑发育

● 铁的作用：铁是合成血红蛋白的重要成分，负责将氧气从肺部运输到全身各个组织和器官，确保身体正常运作。对于孩子来说，铁的摄入不足可能导致缺铁性贫血，不仅影响体力，还会影响大脑发育和学习能力。铁不仅与血液健康相关，还与认知能力和注意力密切相关。铁缺乏会导致疲劳、面色苍白、头晕、注意力不集中等问题，严重缺乏甚至会影响大脑的发育和行为表现。

● 需要补铁吗：孩子的铁需求量会随着年龄增长和生长速度的变化而有所不同。6 个月至 2 岁的婴幼儿、青春期快速成长的青少年尤其容易出现缺铁问题。这时候，如果通过饮食无法提供足够的铁，可能需要补充铁补充剂。但过量补铁会带来副作用，因此在补充前应进行血液检测，明确是否存在缺铁性贫血，再进行科学补充。

● 如何补：铁主要有两种形式：血红素铁（存在于动物性食物中，如红肉、肝脏、禽类）和非血红素铁（存在于植物性食物中，如豆类、菠菜、强化谷物）。血红素铁的吸收效率更高，而非血红素铁的吸收效率则相对较低，家长可以通过在饮食中搭配富含维生素 C 的食物（如柑橘类水果）来提高铁的吸收率。

如果饮食无法满足需求，可以选择铁补充剂，如铁片、铁滴剂等。儿童专用的铁补充剂一般较为安全，但应严格按照医生的建议使用，避免超量。

● 补多久：补铁的时间取决于孩子的贫血状况。通常，补铁应持续数月，以恢复体内铁储备，之后再逐渐减少剂量或停用。家长应在补充一段时间后带孩子复查血液中的铁水平，确保补充效果。

赖氨酸：促进蛋白质合成和生长

赖氨酸是一种人体必需的氨基酸，无法由人体自身合成，必须通过饮食摄取。它是蛋白质合成的基础，在孩子的生长发育、免疫功能运行、骨骼健康等方面起着重要作用。缺乏赖氨酸会导致生长迟缓、免疫力下降和肌肉无力。

● 赖氨酸的作用：赖氨酸有助于促进钙的吸收和骨骼的健康发育，还能促进胶原蛋白的生成，有助于肌肉和组织的修复。赖氨酸的充分摄入对快速生长的孩子尤其重要。

● 需要补赖氨酸吗：大多数孩子通过正常的饮食可以摄入足够的赖氨酸，尤其是通过富含蛋白质的食物，如肉类、鱼类、乳制品、鸡蛋、豆类和坚果。如果孩子的饮食中蛋白质来源较少，或者有食欲不振、体力不足等问题，可能需要考虑赖氨酸补充剂的使用。

● 如何补：食物仍然是获取赖氨酸的最佳来源。应通过合理搭配膳食，确保孩子摄入足够的优质蛋白质。如果需要补充赖氨酸，可以选择含赖氨酸的复合维生素或氨基酸补充剂。但家长不应盲目使用赖氨酸补充剂，特别是长时间大剂量地补充，因为赖氨酸过量可能会导致消化不良等问题。

● 补多久：赖氨酸的补充时间和剂量应根据孩子的实际情况来决定，一般不建议长期大量补充。补充一段时间后，家长应关注孩子的生长情况和饮食变化，适时反馈给医生，调整补充方案。

五、需要补 γ- 氨基丁酸（GABA）吗？

γ- 氨基丁酸（GABA）是人体神经系统中最重要的抑制性神经递质，在调节神经兴奋性和促进放松方面发挥着关键作用。近年来，随着对 γ- 氨基丁酸研究的深入，它作为补充剂逐渐进入家长的视野，被认为能够帮助孩子减轻焦虑、改善睡眠质量、增强学习注意力和情绪稳定。

γ- 氨基丁酸通过改善孩子的情绪和促进高质量的睡眠，可能会间接地对孩子身高增长发挥正面作用。因为良好的睡眠和情绪状态有助于身体分泌生长激素，这对骨骼和肌肉的发育至关重要。

尽管 γ- 氨基丁酸作为一种补充剂在某些情况下可能对孩子有益，但并不是所有孩子都需要补充 γ- 氨基丁酸。因每个孩子的体质和需求不同，在决定是否为孩子补充 γ- 氨基丁酸之前，请咨询医生或专业人士，了解孩子是否真的需要补充。如果孩子存在明显的焦虑、睡眠问题或其他相关症状，医生可能会建议进行适当的补充。但是，应根据孩子的具体健康状况和营养摄入情况来制定个性化的补充方案，避免长期依赖。

六、需要补益生菌吗？

益生菌被广泛认为能够帮助改善消化、增强免疫系统功能和维持肠道菌群平衡，这些作用对孩子的整体健康非常重要。近些年随着研究的深入，科学家发现某些特定的益生菌（如动物双歧杆菌乳亚种 BL-11）可以间接促进孩子的身高增长。研究认为，BL-11 通过改善肠道健康，增加胰岛素样生长因子的水平，增加赖氨酸、叶酸等必需氨基酸和维生素的合成，促进成骨细胞生长抑制破骨细胞生长，对孩子的身高增长起到帮助作用。

在一项由美国哈佛医学院附属麻省总医院主导的临床试验中，79 名身高和体重发育异常的儿童被随机分为两组。一组每天服用含有 600 亿 CFU（菌落形成单位）的 BL-11，另一组则服用安慰剂。经过 12 周的观察，研究人员发现，服用 BL-11 的孩子平均身高比服用安慰剂的孩子增加了约 2.6 厘米。这个研究结果证明了 BL-11 在促进儿童身高增长方面的巨大潜力，令人振奋。当然，更大样本的数据有待进一步研究，我们共同期待更多的研究成果用于帮助孩子长高。

尽管益生菌具有多种积极作用，但并不是所有孩子都需要补充。如果孩子经常肠胃不适、使用抗生素后肠道菌群失衡或免疫力较弱，适量补充益生菌可能有所帮助。

另外，选择合适的菌株和剂量至关重要，不同类型的益生菌具有不同的功效，应根据孩子的具体情况选择合适的菌株和剂量。同时，避免长期依赖益生菌。

在决定是否为孩子补充益生菌之前，务必请专业人员进行评估，如决定补充益生菌，须在专业指导下进行，以确保补充的安全性和有效性。除了补充益生菌，家长还应注重孩子的日常饮食和生活习惯，确保他们摄取足够的膳食纤维，并养成规律作息和适量运动的习惯。这些措施能从根本上促进肠道健康，减少对补充剂的依赖。

第十二章

解答孩子长高路上的疑问:

家长最关心的问题

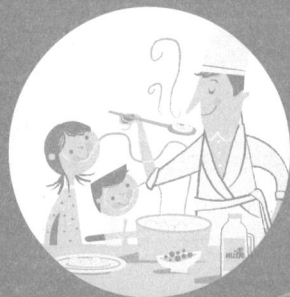

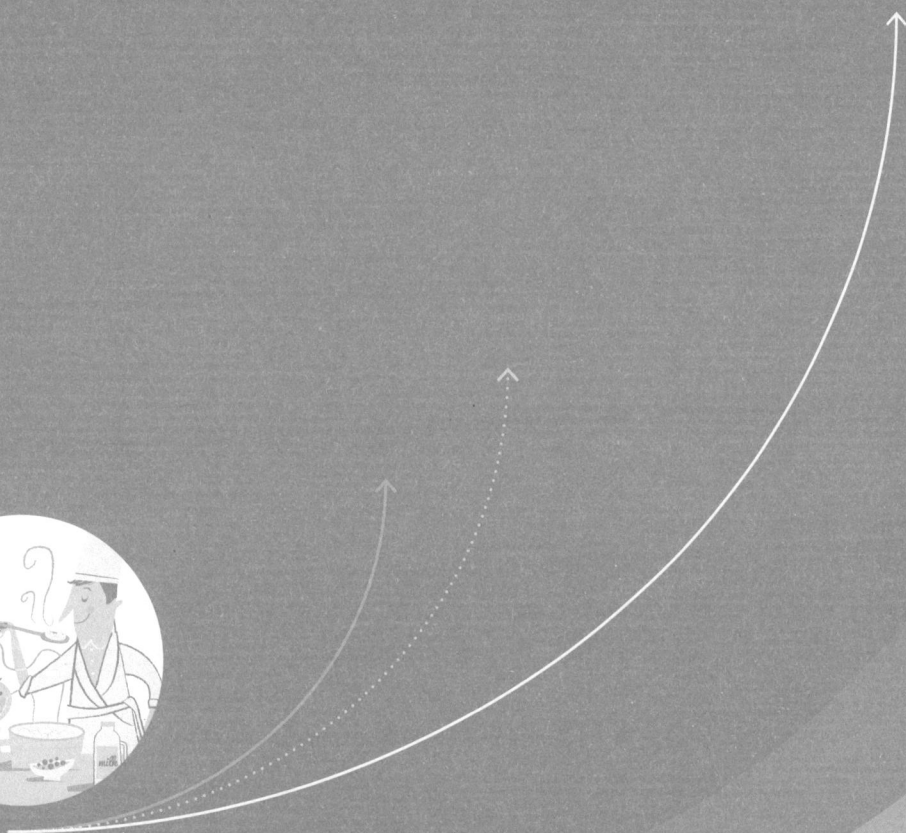

一、什么是骨骺生长板？

骨骺生长板，又称骺板，位于长骨两端，是骨骼生长最为活跃的地方。这里的软骨细胞通过分裂和成熟推动骨骼纵向生长，使孩子逐渐长高。

二、什么是骨骺线？

骨骺线是骨骺生长板在 X 光片上的影像表现。由于骨骺生长板中的软骨密度较低，X 射线容易穿透，因此表现为一条黑色暗带。随着骨骺生长板逐渐骨化，骨骺线由宽变窄直至消失，这标志着身高增长停止。

三、骨龄晚是否意味着最终身高更高？

骨龄晚并不一定意味着孩子最终会更高。骨龄是一个动态指标，评估长高潜力时应结合身高增长速度，并定期监测骨龄变化，以及时发现并处理潜在问题。

四、骨龄大 2 岁该怎么办？

当发现孩子的骨龄提前时，家长应冷静应对，进行科学的医学评估，并在医生指导下进行干预。合理饮食、适量运动、充足睡眠以及减少环境激素暴露可以帮助延缓骨龄增长，必要时可考虑药物干预。

五、孩子一般几岁停止长高?

孩子停止长高的时间因人而异,通常女孩在 14 岁左右、男孩在 16 岁左右。具体情况需结合骨骺线状态评估。定期监测骨骺线状态有助于了解孩子的身高增长潜力。

六、如何预测孩子的最终身高?

通过骨龄测定、遗传身高计算及生长曲线观察,家长和医生可以估算孩子的未来身高。但请注意,最终身高受多种因素影响,包括遗传和环境。因此,关注孩子的整体健康和发展比单纯预测身高更重要。

七、女孩来月经初潮后还能长多高?

发育正常的女孩在月经初潮后通常还能长 3 ～ 8 厘米,平均增长约 5 厘米。当然,由于个体差异,少数女孩可能会有更显著的增长,但整体来看,月经初潮后的身高增长空间相对较小,增长速度也会显著放缓。

八、她才 13 岁怎么可能就不再长高了?

如果骨龄提前,骨骺线会提前闭合,从而缩短身高增长的时间窗口。这意味着孩子在较早的年龄就会停止长高,最终身高可能低于预期。因此,13 岁的女孩停止长高,虽然看似异常,但在骨龄提前的情况下,这是一种较为常见的现象。

九、10 岁来月经了,对孩子会有啥影响,需要干预吗?

10 岁来月经并不一定意味着孩子存在问题,但需要进行详细的医学评估,并了解月经对身高、心理和健康的影响。如果确实存在较大影响,及时的医学干预也至关重要。

十、8 岁乳房发育要紧吗?

8 岁乳房发育虽然不能诊断为性早熟，但家长需要密切关注，并及时进行医学评估。必要时药物干预可以减少早发育带来的负面影响。通过科学管理和心理支持，可以帮助孩子健康成长。

十一、小学时孩子挺高的，为什么最终没长到预期身高?

性早熟的孩子可能在小学阶段相对更高，但由于性激素过早分泌使骨骺线过早闭合，最终可能未能达到原本预期的身高。这是因为过早"冲刺"缩短了孩子的生长周期，限制了最终身高，即人们常说的"小时候鹤立鸡群，长大后矮人一截"。

十二、晚长的孩子身高一定能追赶上同龄人吗?

晚长的孩子不一定都能追赶上同龄人。每个孩子的生长速度不同，即使是晚长的孩子，追赶的速度和幅度也有所不同。这与遗传、营养和生活方式密切相关。帮助晚长孩子追高的关键在于进行全面的医学评估，及早发现问题。

十三、青春期身高能长多少?

青春期女孩和男孩的身高都会经历显著的增长。对于女孩而言，整个青春期身高增长一般在 20 ~ 25 厘米之间；对于男孩而言，整个青春期通常能长高 25 ~ 28 厘米。

十四、父母矮，孩子有可能高吗?

虽然遗传对身高有重要影响，但环境因素和生活方式同样起着关键作用。通过科学管理、均衡营养、规律运动和充足睡眠，可以帮助孩子发挥其最大长高潜力。父母矮的孩子完全有可能突破遗传身高，达到不错的身高。

十五、父母都高，为什么孩子长得并不高？

即使父母都高，孩子的身高也可能受到基因突变、营养不足、内分泌问题、慢性疾病、心理压力、生活习惯等因素的影响而不尽如人意。如果家长发现孩子的身高不如预期，应及时咨询医生进行检查和评估。

十六、促进长高的食物有哪些？

以下食物有助于孩子健康成长——

富含蛋白质的食物：瘦肉、鱼类、蛋类、豆类。

富含钙的食物：奶制品、绿色蔬菜、坚果。

富含维生素 D 的食物：鱼肝油、蘑菇。

富含维生素 C 的食物：水果、蔬菜。

富含锌的食物：贝类、红肉、南瓜子、芝麻。

家长应确保孩子摄入均衡的营养，避免孩子挑食或偏食，以促进孩子骨骼健康发育。

十七、不利于孩子长高的食物有哪些？

不利于孩子长高的食物有糖果、甜点、含糖饮料等高糖食物；加工食品、腌制食品等高盐食物；油炸食品、奶油蛋糕、巧克力棒等高脂肪食品；咖啡、浓茶、含咖啡因的软饮料；含有大量防腐剂和人工添加剂的加工肉制品、快餐食品等。家长应避免让孩子过多摄入这些食物。

十八、如何控制孩子的零食摄入？

通过设定规则、提供健康选择、教授孩子营养知识、家长树立榜样等方式，可以有效控制孩子的零食摄入，帮助他们养成健康的饮食习惯，促进身高增长和整体健康。

十九、孩子不爱运动怎么办？

通过发现孩子感兴趣的运动项目、家人一起参与运动、设定运动目标和合理安排作息，家长可以帮助孩子逐渐爱上运动，享受运动带来的健康和快乐。

二十、孩子挑食怎么办？

尝试多样化的食物搭配，增加食物的吸引力。逐渐引导孩子接受新的食物，避免强迫进食。

二十一、营养不良对孩子的长期影响是什么？

营养不良可能导致生长发育迟缓、免疫力下降、学习能力下降和长期健康问题。

二十二、孩子不吃鸡蛋和肉类，会影响生长发育吗？

如果没有适当的替代品，可能会影响孩子的蛋白质和其他关键营养素摄入，从而影响生长发育。应通过摄入豆制品、坚果、种子、乳制品、全谷物等食物，确保孩子获得足够的优质蛋白质。

二十三、孩子不吃肉类，会缺乏哪些营养素？

主要是蛋白质、铁、维生素 B12、钙和锌。可以通过富含这些营养素的植物性食物和补充剂来确保摄入。

二十四、素食孩子的饮食需要注意什么？

需要特别注意蛋白质、铁、维生素 B12、钙和锌的摄入。应通过多样化饮食和必要的营养补充，确保营养均衡。

二十五、孩子不吃蔬菜，会影响生长发育吗？

蔬菜富含维生素、矿物质和纤维，缺乏这些营养素可能导致营养不均衡，从而影响孩子的生长发育。

二十六、孩子对牛奶过敏多久会改善？

有些孩子的牛奶过敏会随着年龄增长而改善，但有些孩子的牛奶过敏会持续到成年。

二十七、牛奶过敏和乳糖不耐受有何区别？

牛奶过敏是对牛奶蛋白质过敏，而乳糖不耐受是由于缺乏乳糖酶，无法消化乳糖。

二十八、如何确保孩子在没有牛奶的情况下获取足够的钙？

可通过替代食物（如豆腐、绿叶蔬菜、强化豆浆）、补充剂以及均衡饮食来确保孩子获得足够的钙。

二十九、哪些运动有利于长高？

跳绳、篮球、排球、羽毛球、游泳、瑜伽、拉伸运动等有氧运动都可以促进骨骼健康和生长激素的分泌，从而有助于身高增长。

三十、孩子不爱睡觉怎么办？

通过建立规律的作息，创造舒适的睡眠环境，进行放松的睡前活动（如阅读、听轻音乐），避免在睡前使用电子产品，可帮助他们逐渐养成良好的睡眠习惯。

三十一、孩子在青春期的身高增长是匀速的吗？

不是，在青春期早期，身高增长速度会显著增加，但到青春期后期，增长速度会逐渐减慢，直至骨骺线闭合，身高停止生长。

三十二、青春期的身高增长有个体差异吗？

是的，青春期的开始时间和身高增长速度有个体差异，但大多数孩子在这一阶段会经历显著的身高增长。

三十三、如何判断孩子是否为性早熟？

一般来说女孩在 7.5 岁之前乳房开始发育或 10 岁之前来月经初潮，男孩在 9 岁之前睾丸增大可判定为性早熟，需要咨询医生，通过体格检查和激素水平检查来确定是否为性早熟。

三十四、性早熟如何影响身高？

通常情况下，性早熟的孩子早期身高往往明显高于同龄儿，但由于体内过早地开始分泌性激素，使骨骺生长板提前闭合，缩短身高增长的时间窗口，最终身高可能低于预期，这种现象被描述为"高小孩，矮成人"。

三十五、女孩来月经初潮后身高就不长了吗?

月经初潮后身高仍会继续生长,只是通常会逐渐减慢,最终停止,具体情况因人而异。

三十六、提前来月经是否会影响女孩的最终身高?

提前来月经可能会缩短女孩的身高增长期,但通过科学管理和干预,仍然有可能帮助女孩达到理想身高。

三十七、乳房早发育是否一定会影响最终身高?

乳房早发育可能会缩短身高增长的时间窗口,但通过科学管理和干预,仍然有可能帮助女孩达到理想身高。

三十八、是否应该给女孩使用药物来推迟月经来潮和性发育?

在某些情况下,医生可能会建议使用药物来推迟月经来潮和性发育,但这需要根据具体情况和医学评估结果来决定。

三十九、骨龄提前是否会影响最终身高?

骨龄提前可能会影响最终身高,但通过及时干预和科学管理,可以最大限度地减少这种影响。

四十、是否所有骨龄提前的孩子都需要治疗?

视情况而定。如果骨龄提前对身高有明显影响,医生通常会建议进行治疗。但对于轻微的骨龄提前,可能只需调整生活方式即可。

四十一、骨龄提前药物治疗是否安全？

药物治疗需要在专业医生的指导下进行，并且根据具体情况和医学评估结果来决定。一般来说，药物在合理使用的情况下是安全的。

四十二、骨骺线闭合了，还可以打开吗？

无法打开。骨骺线闭合是一个不可逆的过程，骨骺线闭合后，身高就停止生长了。

四十三、16 岁的男孩还能长多高？

16 岁的男孩通常处于青春期的尾声，长高潜力已经相对很小了。大多数男孩在这个年龄接近他们的最终身高，但具体的长高潜力仍然因人而异。晚发育的男孩，骨龄落后于实际年龄，可能仍有一些身高增长空间。

四十四、如何帮助矮小的孩子建立自信心？

关注孩子的优点和特长，鼓励他们在其他领域（如学术、艺术、体育等）发展自信。家长和教师应避免过度关注身高问题，多给予孩子积极的肯定。

四十五、孩子因为身高问题在学校受到欺凌怎么办？

家长应及时与学校沟通，寻求教师和校方的支持，帮助孩子应对欺凌。同时，提供心理支持，增强孩子的自尊和自信。

四十六、如何预防身高问题对孩子心理健康的负面影响？

从小培养孩子的自尊心和自信心，教育他们接受和尊重身体的差异。创建一个支持和包容的家庭和学校环境。

四十七、如何通过家庭环境促进孩子的身高增长?

家庭环境对孩子的生长发育有重要影响。提供一个健康、积极和支持性的家庭氛围，确保孩子有足够的休息时间，并鼓励他们进行适当的体育活动和养成健康的饮食习惯，可以帮助促进孩子的身高增长。

四十八、孩子每天需要多少小时的睡眠来支持健康成长?

充足的睡眠对于儿童的健康成长至关重要。通常建议:

3 ～ 5 岁的孩子每晚睡 10 ～ 13 小时;

6 ～ 12 岁的孩子每晚睡 9 ～ 12 小时;

青少年（13 ～ 18 岁）每晚睡 8 ～ 10 小时。

良好的睡眠有助于身体分泌生长激素，促进骨骼和肌肉的发展。

四十九、哪些生活习惯会影响孩子的身高发育?

不良的生活习惯，如熬夜、过度使用电子设备、缺乏运动、作息不规律，以及不良的饮食习惯，如不吃早餐、偏食、挑食都会影响孩子的身高发育。保持健康的生活方式，包括均衡饮食、充足睡眠和适度运动，是促进孩子健康成长的关键。

五十、有人认为牛奶可以当水喝，这个观点对吗?

不建议将牛奶当水喝。虽然牛奶富含蛋白质、钙和维生素 D 等重要营养成分，但牛奶也含有一定量的脂肪和糖分，过量饮用会增加额外的热量摄入，导致体重增加。另外，大量饮用牛奶可能会减少孩子对其他食物（如水果、蔬菜、全谷物）的摄入，从而影响整体饮食平衡。因此，适量饮用牛奶是合适的，但仍需以水为主要饮品来保持身体水分平衡。

后 记

合上书稿的瞬间，诊室里那些或焦虑或欣喜的面容、深夜反复推敲的字句、家人陪伴的温暖画面，在脑海中交织成一片。撰写这本书的过程，既是对专业知识的梳理，更是一次与万千家长的深度对话——您的困惑与期待，始终是推动这本书诞生的力量。

每一个真实案例的背后，都是一个家庭对理想身高的追寻。我深知，每个孩子都是独特的个体，书中的方案并非标准答案，但绝对是可供您参考和借鉴的，希望启发您成为孩子成长的监督者和见证者。无论是根据季节调整饮食搭配，还是针对不同年龄段设计运动方案，都旨在为您提供灵活且科学的参考，让专业知识真正融入日常生活，在科学框架下找到最适合的养育方式。

您手上这本书，是我们集体智慧的结晶。感谢那些愿意袒露心声的家长，你们的故事让医学知识有了温度；感谢团队伙伴严谨细致的支持，让专业内容得以精准呈现；更要感谢家人的包容，那些被搁置的晚餐、推迟的旅行，都是为这本书默默做出的让步。

成长的旅程没有捷径，但科学的指引能让我们少走弯路。愿这本书成为您手中的指南针，帮助孩子在健康成长的道路上，稳步扎根、向上生长，以自信的姿态跨越成长路上的每一个里程碑。期待每一个孩子都能在科学的呵护下，突破遗传的限制，书写属于自己的成长传奇。

儿童身高管理是一场需要科学与耐心的长跑。本书虽已付梓，但我深知，这只是传递知识的起点。未来，我仍会坚守在临床一线，倾听更多家庭的困惑，传递更新更实用的养育理念。也期待这本书能成为一座桥梁，让科学的育儿观念走进更多家庭，帮助家长们在面对孩子的成长问题时，少一分焦虑，多一份从容。

原春青

2025 年 5 月 26 日于北京